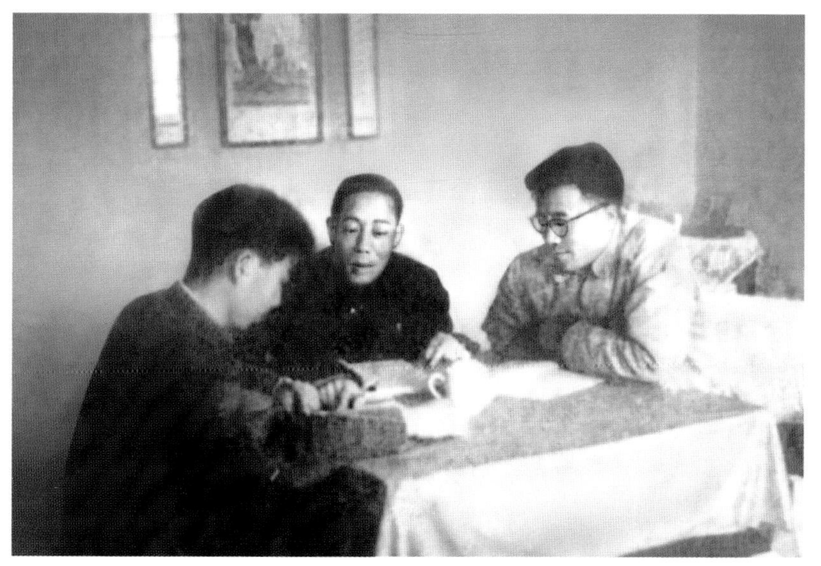

1963年于上海中医学院附属龙华医院学术讨论。中：石筱山，左：诸福度

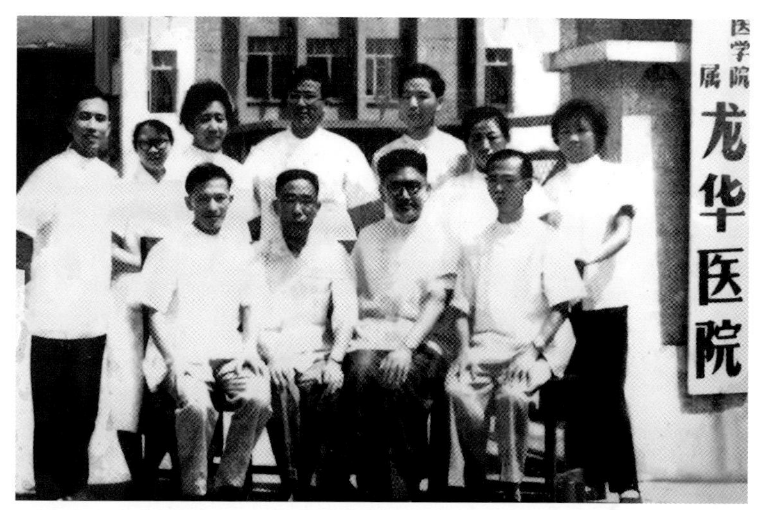

1963 年上海中医学院附属龙华医院伤科全体医生合影。前排：左二—石筱山、左三—吴诚德、左四—李铭；后排：左一—殷家骅、左三—石凤珍、左四—龚志康、右三—诸福度、右二—王琴言

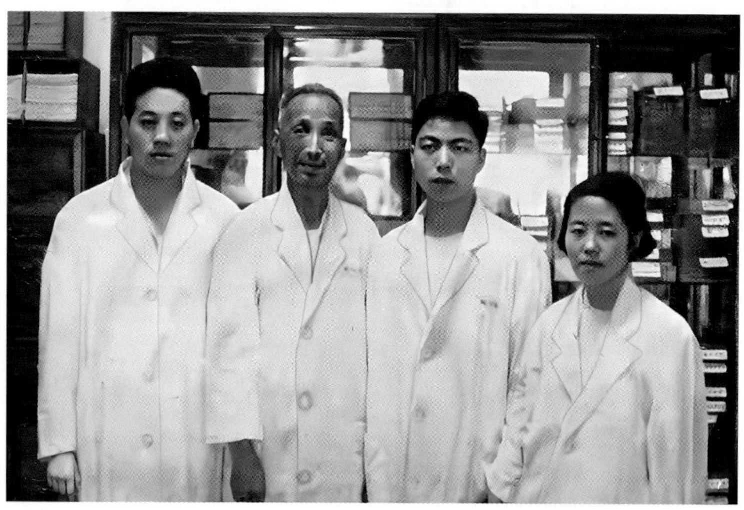

1960 年在上海瑞金医院伤骨科研究所，曲克服、魏指薪、诸福度（右二）等合影

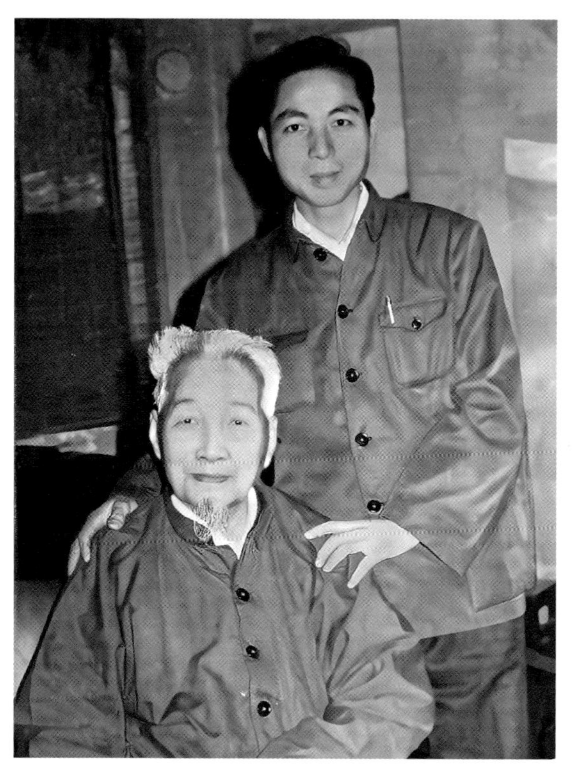

1980 年诸福度再回上海瑞金医院伤骨科研究所，与 89 岁魏指薪合影

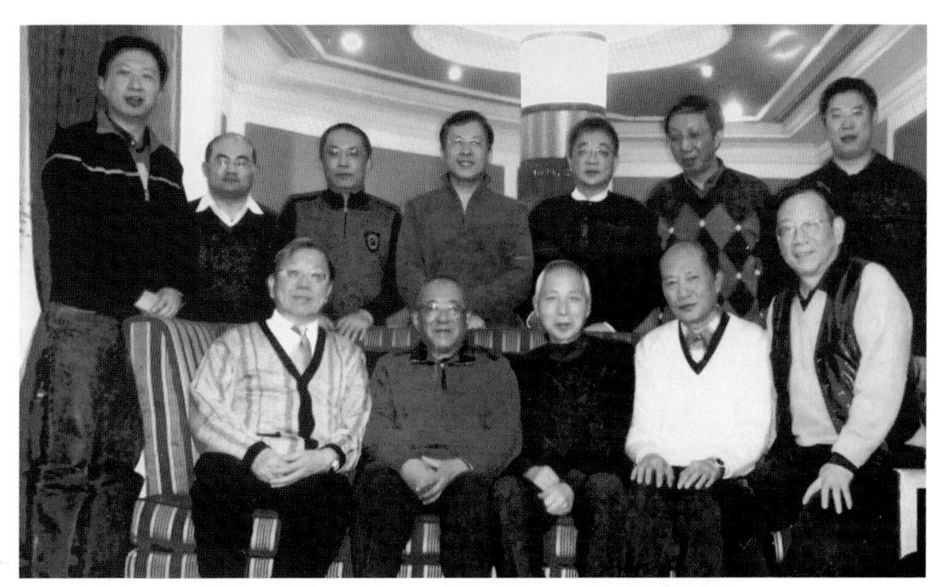

迎接2011年新年茶话会上海“伤科八大家”传人合影。前排左起：施杞、石仰山、诸福度、吴云定、石关桐，后排右三：陆念祖

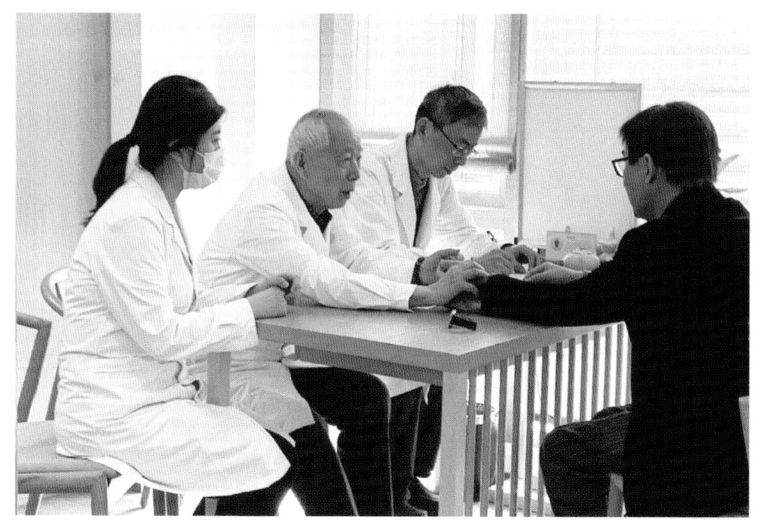

2020 年 11 月于万护通中医诊所门诊。右二诸健，右三诸福度

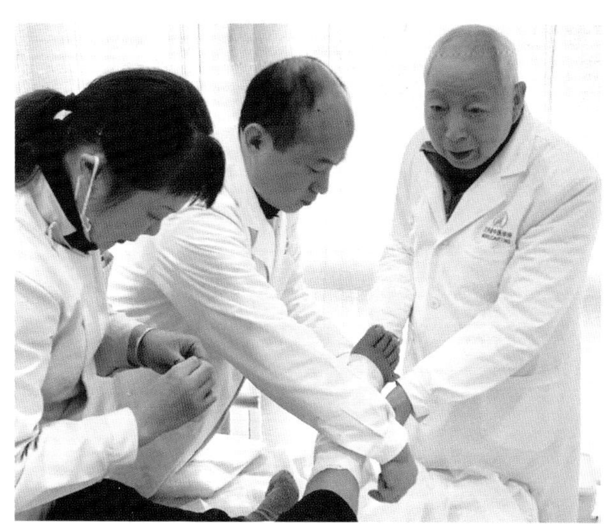

2020 年 12 月于万护通中医诊所治疗患者。右一诸福度，右二徐思峻，右三莫晓雯

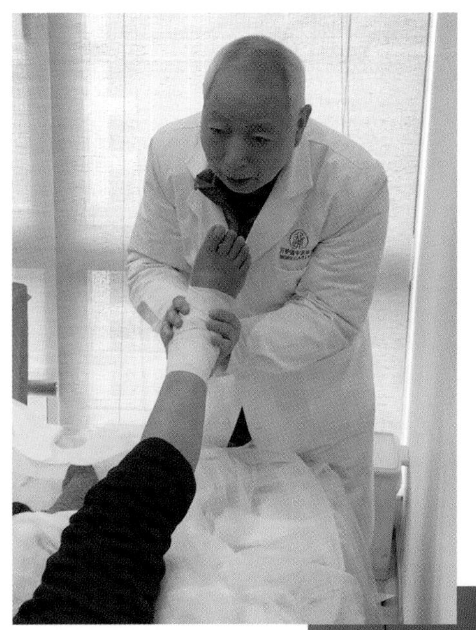

2020 年 12 月于万护通中医诊所，诸福度医生正在治疗右外踝骨折

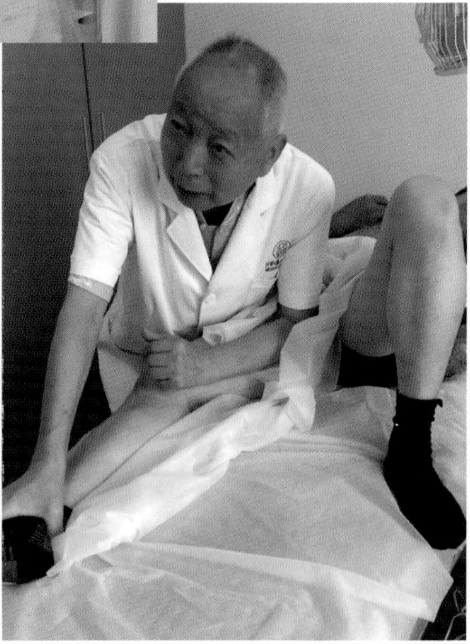

2021 年 8 月于万护通中医诊所，诸福度医生正在治疗股骨头缺血性坏死

作者介绍

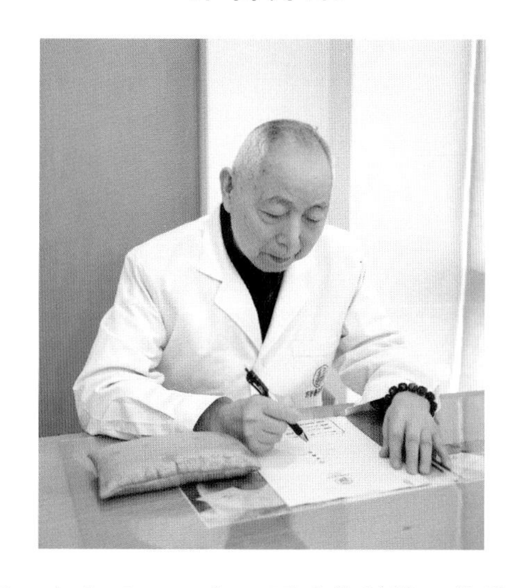

诸福度，出生于1936年，石氏伤科第四代传人，魏氏伤科第二代传人。

1956年高中毕业后进入上海中医学院（现上海中医药大学）学习，1962年毕业，是上海中医学院首届本科毕业生。在上海中医学院就读时得到王氏伤科吴诚德教授的赏识，并予以重点培养。1960年被上海中医学院选定师从伤科大师石筱山先生，开始全面掌握中医基础理论和中医伤科临床实践。毕业后就职于上海中医学院附属龙华医院伤科，在石筱山先生指导下开展诊疗工作，并继续认真研读中医基础及伤科典籍，撰写心得笔记，对石氏伤科理法方药刻苦钻研，领悟到石筱山先生处方用药之妙，最终整理成了《伤科石筱山教授治伤理论与实践》一书。

1961年石筱山先生教导诸氏，学习不必拘泥于一家，要有博采众长之能，派他前往上海市伤骨科研究所，跟从上海另一名伤科大师魏指薪教授进修 1 年。在魏老的悉心教导下，诸氏很快掌握了魏氏伤科理法方药的特点，魏氏伤科的内服与外治，内容丰富，疗效显著，尤其手法治伤，往往手到病除。诸氏获益匪浅，为临床诊治打下了扎实的基础。为协助魏老对魏氏伤科学术经验的整理与继承，1980 年诸氏被调入上海市伤骨科研究所(瑞金医院伤科),在魏师门婿李国衡的直接指导下，对魏氏伤科方药进行了一次全面的义理探索，并整理了 30 多年来魏老临床有效的病例，对魏氏手法及临床方药进行了系统总结。在魏老九十寿辰之际，诸氏负责编校了《魏指薪教授九十寿辰纪念册》——即《伤骨科论文汇编》第六辑。

为深入研究股骨头坏死的治疗，1989 年诸氏转入上海徐汇区日晖医院担任中医伤骨科主任，开设了股骨头缺血性坏死专科门诊。他撰写的论文《骨再生治疗股骨头缺血性坏死 120 例》荣获 1995 年徐汇区临床医疗成果奖。其运用“内外八法”治疗股骨头缺血性坏死在全国小有名气，治愈率达 53%，总有效率达 87%，被广大患者誉为“上海地区的骨坏死专家”。

诸氏临床擅长治疗股骨头坏死、颈椎间盘突出症、颈椎病等骨伤科疑难杂症，同时也精于肺癌、乳腺癌、消化道肿瘤术后中医药调理，并对泌尿系统疾病、消化系统疾病、糖尿病、肥胖、痛风等内科杂症以及不孕症、月经失调、更年期综合征和虚证调治有心得。诸氏曾在《解放日报》《新民晚报》和上海广播电台《名医坐堂》节目及东方卫视、上海电视台、上海教育电视台的疑难疾病报道中接受过专访。其负责的“股骨头缺血性坏死”专科 1996 年被定为徐汇区区级特色医疗专科。诸氏发表论文 30 余篇，主编《中医外科、伤科及皮肤科治疗》《伤骨科疾病的食疗》《家庭自然疗法——骨伤科病》3 部学术及科普著作。

诸氏医通

海派石氏与魏氏伤科颈肩腰腿痛防治240问

主编　诸福度

上海科学技术出版社

图书在版编目（CIP）数据

海派石氏与魏氏伤科颈肩腰腿痛防治240问 / 诸福度主编. -- 上海 : 上海科学技术出版社, 2022.1（2023.1重印）
（诸氏医通）
ISBN 978-7-5478-5547-8

Ⅰ. ①海… Ⅱ. ①诸… Ⅲ. ①中医伤科学－问题解答
Ⅳ. ①R274-44

中国版本图书馆CIP数据核字(2021)第223896号

海派石氏与魏氏伤科颈肩腰腿痛防治240问
诸福度　主编

上海世纪出版股份有限公司
上 海 科 学 技 术 出 版 社 出版
(上海市闵行区号景路159弄A座9F—10F)
邮政编码 201101　www.sstp.cn
四川森林印务有限责任公司印刷
开本 890×1240　1/32　插页 4　印张 6.5
字数：150千字
2022年1月第1版　2023年1月第2次印刷
ISBN 978-7-5478-5547-8/ R·2422
定价：68.00元

内容提要

本书针对临床常见的颈部、肩手部、腰背部、髋腿部疾病，如颈椎病、肩周炎、椎间盘突出、关节扭伤、韧带损伤、落枕、网球肘等，简要阐述这些疾病为什么会发生，如何进行预防、诊断、治疗和康复。全书以作者在临床实践中患者经常向医生提出的问题为基础，用生动、通俗、易懂的语言，把复杂的医学道理以一问一答的形式简洁明了地表达出来，并辅以形象的图表，便于读者阅读和理解，让患者能够学会自我保健，注意日常站、立、行的正确姿势，远离不良的生活习惯，正确对待疾病，进行有效的预防、自我护理和康复锻炼，从而摆脱颈肩腰腿痛的困扰。

本书可供关注颈肩腰腿痛疾病的读者参考阅读。

编委会

主编

诸福度

主审

石关桐

编委

诸福度　诸　健　徐思峻　邵亚林　杨红新

编写办公室

石加珏　曹志刚　莫晓雯　诸正杰

朱国良　魏亚萍　贺佳瑞　金润磊

序　言

欣闻诸老付梓新作“诸氏医通”系列丛书之《海派石氏与魏氏伤科颈肩腰腿痛防治240问》，有机会提前拜读，深感荣幸。中医之所以得以传承而不衰，正是因为中医的独特性和疗效，同时医者也在不断总结经验并著书立说，从而使中医得以传承并发展。

随着人口老龄化以及生活方式的改变，颈肩腰腿痛等疾病的发病率越来越高，尤其是长期电脑操作、伏案工作、玩手机、开车等不良姿势，导致颈肩腰腿痛发病率进一步升高，并有向低龄化发展的趋势。这不仅给患者带来疼痛、不适和生活的不便，也会给家庭带来较大的经济负担和陪护成本。中医“治未病”理论经过历代医家的研究，不断发展成熟，形成独具特色的治疗方法，成为中医学思想的重要组成部分。针对常见的颈肩腰腿痛疾病，普通市民、患者及家属应秉承贯彻执行“治未病”的先进理念，遵循“治其未生”“治其未成”“治其未传”“病后防复”的理念，有针对性地学习预防保健和防治方法，从而提高我们的生活品质，预防疾病的发生，减轻病痛，做到疾病的快速康复。

自1997年进入上海复星医药（集团）股份有限公司工作以来，因工作关系，我与众多医疗专家成为朋友，特别敬佩医者之专业精神和人文情怀。与诸老认识也有十多年时间了，多位朋友、同事和家人经诸老搭脉调理和诊治得以康复，告别疾病和亚健康，惊叹诸老医术之高超、医德之高尚。诸老是上海中医学院 1962 年首届本科毕业生，先后拜石筱山、魏指薪两位大家为师，在学业上继承了石氏、魏氏伤科的理法方药，毕业后在上海龙华医院、上海瑞金医院伤骨科研究所、万护通中医诊所等临床实践，擅长骨伤科、内科杂症、中医药虚证调理等，积累了一套成熟的诊疗经验。

诸老将石氏、魏氏伤科的学术理念、诊疗经验融会贯通，结合 50 余年的临床实践传承并发展，总结成书《海派石氏与魏氏伤科颈肩腰腿痛防治 240 问》。本书针对临床常见的颈肩腰腿痛疾病，如颈椎病、肩周炎、椎间盘突出、关节扭伤、韧带损伤、落枕、网球肘等常见疾病，告诉读者这些疾病为什么会发生、如何进行预防、诊断、治疗和康复。诸老把自己在临床上碰到的常见问题，加以总结提炼，把复杂的医学道理，用通俗、易懂的语言，以问答的形式简洁明了地表达出来，并配以图片，以求让读者轻松读懂，让患者学会自我保健，进行有效的预防、自我护理和康复锻炼，从而摆脱颈肩腰痛的困扰。

本书对于常见颈肩腰腿痛疾病的防治大有裨益，有助于指导人们防病祛病，更好地保护身体健康。愿为之推荐，是为序。

上海市“三八”红旗手

上海万护通健康科技发展有限公司董事长 石加珏

上海万护通中医诊所有限公司董事长

辛丑牛年春于上海

目　录

颈部疾病

1. 落枕是怎样发生的 / 001
2. 落枕的临床症状有哪些 / 001
3. 落枕怎样进行治疗 / 001
4. 怎样进行落枕的自我康复 / 005
5. 如何预防落枕 / 006
6. 胸廓出口综合征是何疾病 / 006
7. 前斜角肌综合征是怎样产生的？其临床表现有哪些 / 007
8. 颈肋综合征是如何发生的 / 007
9. 肋锁综合征是怎样产生的？如何检查 / 007
10. 超外展综合征是怎样产生的？如何检查 / 007
11. 胸廓出口综合征如何进行防治 / 008
12. 什么是颈椎病？其临床分型有哪几种 / 008
13. 颈椎病中的神经根型和脊髓型各有什么特点 / 008
14. 交感神经型与椎动脉型颈椎病其临床表现如何 / 009
15. 颈椎病的治疗方法有哪些 / 009
16. 如何预防颈椎病的发生和发作 / 014
17. 得了颈椎病如何进行保健康复 / 014

肩手部疾病

18. 哪些原因可引起肩部酸痛 / 018
19. 漏肩风、冻结肩和肩周炎是一种病吗 / 018
20. 肩周炎是怎么发病的 / 019
21. 肩周炎的确诊要依据哪些条件 / 019
22. 肩周炎僵痛能自行缓解吗 / 020
23. 肩周炎的治疗主要有哪些方法 / 020
24. 肩峰下滑囊炎是一种什么样的疾病 / 026
25. 肩峰下滑囊炎如何进行诊治 / 026
26. 肱二头肌腱鞘炎是怎样发病的 / 027
27. 如何诊治肱二头肌腱鞘炎 / 027
28. 肱二头肌腱鞘炎在什么样的情况下易发生断裂 / 028
29. 肱二头肌腱断裂如何治疗 / 028
30. 冈上肌腱鞘炎是怎样发病的 / 029
31. 冈上肌腱鞘炎的诊断要点是什么 / 029
32. 冈上肌腱鞘炎与肱二头肌腱鞘炎、肩峰下滑囊炎、肩周炎如何鉴别 / 030
33. 冈上肌腱鞘炎如何处理 / 030
34. 冈上肌腱钙化是怎么一回事 / 030
35. 如何处理冈上肌腱钙化 / 031
36. 冈上肌腱断裂是怎样发生的 / 031
37. 冈上肌断裂如何处理 / 032
38. 肩胛上神经嵌压症是一种什么样的疾病 / 032
39. 肩胛上神经嵌压症怎样治疗 / 032
40. 肩关节松动症是怎么样的一种疾病 / 032

41. 怎样知道患了肩关节松动症 / 033
42. 得了肩关节松动症怎么办 / 033
43. 肩手综合征如何进行诊治 / 033
44. 肩胛骨弹响综合征是怎么一回事 / 033
45. 如何处理肩胛骨弹响综合征 / 034
46. 肩胛骨弹响综合征是如何引起的 / 034
47. 肩胛骨弹响综合征的治疗方法是什么 / 034
48. 小儿牵拉肩是怎么回事？如何手法复位 / 034
49. 肩臂痛患者如何用气功来缓解疼痛 / 035
50. 肩臂痛患者如何在饮食起居上进行保健 / 035
51. 肩臂痛患者如何进行自我保健按摩 / 036
52. 肩臂痛患者如何进行自我保健锻炼 / 037
53. 肩臂痛患者如何进行棍棒操练法 / 039
54. 肘臂痛有哪些疾病引起 / 041
55. 小儿牵拉肘是怎么一回事 / 041
56. 怎样确诊为小儿牵拉肘 / 041
57. 如何治疗小儿牵拉肘 / 043
58. 网球肘是一种什么样的病 / 045
59. 网球肘的诊断要点是哪些 / 045
60. 网球肘如何进行治疗 / 045
61. 什么叫高尔夫球肘 / 047
62. 高尔夫球肘怎样诊治 / 047
63. 矿工肘是怎么回事 / 048
64. 怎样诊治矿工肘 / 048
65. 腕痛有哪些疾病引起 / 048
66. 什么叫牵拉腕 / 048
67. 牵拉腕如何诊治 / 049

68. 桡侧伸腕肌腱周围炎是怎样发病的 / 049
69. 怎样诊治桡侧伸腕肌周围炎 / 050
70. 腕背腱鞘囊肿是怎么回事 / 050
71. 怎样诊治腕背腱鞘囊肿 / 050
72. 什么叫腕管综合征 / 051
73. 腕管综合征是怎样发病的 / 051
74. 怎样诊断腕管综合征 / 052
75. 腕管综合征如何处理 / 052
76. 什么叫弹响指 / 053
77. 弹响指是怎样发病的 / 053
78. 弹响指有哪些临床特征 / 054
79. 如何治疗弹响指 / 054
80. 类风湿关节炎是一种什么样的疾病 / 054
81. 类风湿关节炎是怎样发病的？中医如何辨证分型 / 055
82. 类风湿关节炎的临床特征是什么 / 055
83. 中医如何治疗类风湿关节炎 / 055

腰背部疾病

84. 外伤导致的腰酸背痛常见的有哪几种 / 057
85. 先天性和发育性所引起的腰酸背痛有哪几种疾病 / 057
86. 炎症性腰酸背痛有哪些疾病 / 057
87. 脊柱退变会导致哪些腰酸背痛的疾病 / 058
88. 因肿瘤疾患引起下腰痛的有哪些疾患 / 058
89. 因腹部及骨盆腔疾患引起的下腰痛有哪些疾病 / 058
90. 肩胛骨内侧吊筋痛是什么疾病 / 059
91. 菱形肌劳损是什么样的疾病 / 059

92. 中医如何治疗菱形肌劳损 / 060
93. 闪腰岔气是怎么回事？怎么预防 / 062
94. 急性腰扭伤的诊断要点有哪几点 / 063
95. 如何治疗急性腰扭伤 / 064
96. 腰扭伤后如何进行饮食疗法 / 066
97. 腰椎后关节紊乱是怎么回事 / 067
98. 什么手法可以整复腰椎后关节紊乱 / 067
99. 腰肌劳损的发病过程是怎样的 / 069
100. 诊断腰肌劳损要注意哪几点 / 069
101. 腰肌劳损如何与腰部的其他劳损进行鉴别 / 069
102. 腰肌劳损有哪些治疗方法 / 070
103. 腰部劳损发病很普遍，有何补肾固腰的食疗方法 / 070
104. 有哪些疾病可引起腰腿痛 / 070
105. 腰椎间盘突出症是怎样发病的 / 071
106. 腰椎间盘突出压迫神经根，为什么不是麻而是痛 / 071
107. 腰椎间盘突出症多发生在哪一个椎间隙 / 071
108. 诊断腰椎间盘突出症的八大特征是什么 / 071
109. 腰椎间盘突出症的治疗方法有哪些 / 072
110. 什么样的腰椎间盘突出症需要手术治疗 / 072
111. 腰椎间盘突出症患者如何进行骨盆牵引 / 072
112. 临床最有效的腰椎间盘突出症的手法整复是什么 / 073
113. 腰椎间盘突出症除手法外还有其他外治法吗 / 076
114. 腰椎间盘突出症是否有中药内治 / 077
115. 由高坠堕，腰脊伤痛常见的是哪一椎体压缩性骨折 / 078
116. 怎样来判明发生了胸腰椎压缩性骨折 / 079
117. 胸腰椎压缩性骨折发生后怎样急救搬运 / 079
118. 稳定性脊柱骨折患者要经受哪些处理过程 / 079

119. 胸腰椎骨折如何进行腰背肌锻炼 / 082
120. 腰椎病与腰椎退行性改变是一种病吗 / 084
121. 腰椎病是怎样发病的 / 084
122. 诊断腰椎病要依据哪些要点 / 085
123. 腰椎病发生后要经历哪些治疗方法 / 085
124. 腰椎病的食疗法有哪些 / 086
125. 强直性脊柱炎是怎么回事 / 087
126. 强直性脊柱炎是怎样发病的 / 087
127. 确认强直性脊柱炎要注意哪些要点 / 088
128. 得了强直性脊柱炎，中医怎样进行治疗 / 088
129. 强直性脊柱炎有什么食疗验方 / 093
130. 骶髂关节致密性骨炎是怎样发病的 / 094
131. 怎样诊治骶髂关节致密性骨炎 / 094
132. 什么叫骨质疏松症 / 098
133. 老年人为什么会得骨质疏松症 / 098
134. 怎样来确认骨质疏松症 / 099
135. 怎样来判别骨质疏松症的轻重 / 100
136. 骨质疏松症有哪些治疗方法 / 101
137. 得了骨质疏松症后，应有什么样的心理保健 / 101
138. 骨质疏松症有哪些食物疗法 / 102
139. 腰背痛患者如何在生活与工作中进行自我保健 / 105
140. 腰背痛患者如何进行自我按摩 / 108
141. 腰背痛患者如何进行中医的导引练功 / 111

髋腿部疾病

142. 髋痛主要由哪些疾病引起 / 118

143. 弹响髋的弹响声是怎样发生的 / 118
144. 是否髋部发有响声的都是弹响髋 / 118
145. 如何治疗弹响髋 / 119
146. 坐骨结节处有一肿块是什么病 / 119
147. 怎样诊治坐骨结节滑囊炎 / 119
148. 梨状肌综合征是一种什么样的疾病 / 120
149. 怎样确认梨状肌综合征 / 121
150. 梨状肌综合征的治疗方法有哪些 / 121
151. 什么叫髋关节一过性滑膜炎 / 122
152. 怎样诊断和治疗髋关节一过性滑膜炎 / 122
153. 何谓股骨头缺血性坏死 / 122
154. 股骨头、颈的血液供应来自何处 / 123
155. 髋关节的解剖结构有哪些特点 / 123
156. 股骨头缺血性坏死由哪些因素造成 / 124
157. 常见的股骨头缺血性坏死有哪几种类型 / 125
158. 儿童股骨头缺血性坏死是怎样发生的 / 126
159. 创伤性股骨头缺血性坏死是如何发病的 / 126
160. 长期应用激素为什么会引起股骨头缺血性坏死 / 126
161. 长期饮酒亦会导致股骨头缺血性坏死吗 / 127
162. 髋臼发育不良何以会导致股骨头缺血性坏死 / 127
163. 中医伤骨科对股骨头缺血性坏死是怎样认识的 / 128
164. 股骨头缺血性坏死的发病机制是怎样的 / 130
165. 为什么说股骨头缺血性坏死是“不死的癌症” / 130
166. 为什么股骨头缺血性坏死有时病在髋而痛在膝关节 / 131
167. 为什么把股骨头缺血性坏死称为冠髋病 / 131
168. 股骨头缺血性坏死会导致瘫痪吗 / 131
169. 一旦患上股骨头缺血性坏死就意味着终身残疾吗 / 131

170. 股骨头缺血性坏死是否有遗传性 / 132
171. 女性髋臼发育不良型股骨头缺血性坏死为什么多发生在45 岁以后 / 132
172. 确认为股骨头缺血性坏死主要依据有哪些 / 132
173. 目前国际公认的股骨头缺血性坏死分期标准是什么 / 134
174. 怎样判别儿童股骨头骨骺炎的吉凶 / 134
175. 中医对股骨头缺血性坏死是怎样进行辨证分型的？各型的特点是什么 / 135
176. 中医是怎样治疗股骨头缺血性坏死的 / 136
177. 诸氏骨坏死内治八法包括哪些内容 / 136
178. 长服煎药有困难，是否有诸氏骨坏死系列中成药 / 138
179. 诸氏骨坏死外治八法采用哪些项目 / 139
180. 股骨头缺血性坏死的按摩疗法如何操作 / 139
181. 针罐疗法如何治疗股骨头缺血性坏死 / 140
182. 双手行针法是如何治疗股骨头缺血性坏死的 / 141
183. 怎样应用敷贴疗法治疗股骨头缺血性坏死 / 142
184. 熏洗疗法如何应用于股骨头缺血性坏死 / 142
185. 血液循环促进法在股骨头缺血性坏死临床上的应用如何 / 143
186. 股骨头缺血性坏死患者如何进行床边牵引 / 144
187. 什么叫避重疗法？如何选择和应用拐杖 / 144
188. 股骨头缺血性坏死患者如何进行髋疗法 / 145
189. 中医对股骨头缺血性坏死有哪些治疗方法 / 148
190. 高压氧舱疗法为什么能治疗股骨头缺血性坏死 / 148
191. 介入疗法为什么亦能治疗股骨头缺血性坏死 / 148
192. 如何预防股骨头缺血性坏死 / 149
193. 股骨头缺血性坏死患者怎么选择有益的食物治疗 / 150
194. 膝关节长期压痛点提示哪些疾病 / 151

195. 膝关节半月板破裂是怎样发生的 / 155
196. 怎样确认已患上了半月板破裂 / 155
197. 患上半月板破裂，将接受哪些治疗 / 155
198. 侧副韧带撕裂伤是怎么回事 / 156
199. 怎样确认侧副韧带撕裂伤 / 156
200. 侧副韧带撕裂伤有哪些治疗方法 / 157
201. 什么叫膝关节滑膜嵌顿综合征 / 157
202. 怎样来诊断膝关节滑膜嵌顿综合征 / 157
203. 膝关节滑膜嵌顿综合征患者要接受哪些治疗 / 158
204. 髌骨软骨软化症是怎么回事 / 158
205. 怎样诊治髌骨软骨软化症 / 159
206. 什么叫髂胫束摩擦综合征 / 160
207. 怎样诊治髂胫束综合征 / 160
208. 髌下脂肪垫综合征是一种什么样的疾病 / 160
209. 怎样诊治髌下脂肪垫综合征 / 161
210. 膝关节创伤性滑膜炎是怎样发病的 / 161
211. 怎样诊治膝关节创伤性滑膜炎 / 162
212. 膝骨关节炎是怎样发病的 / 162
213. 怎样诊断膝骨关节炎 / 163
214. 膝骨关节炎的治疗方法有哪些 / 164
215. 膝骨关节炎的保健方法有哪些 / 165
216. 什么叫胫骨结节软骨炎 / 165
217. 怎样诊治胫骨结节软骨炎 / 166
218. 膝痛的练功保健有哪几势 / 166
219. 足部常见的畸形有哪几种 / 168
220. 踝关节扭伤是怎样发生的 / 169
221. 怎样诊治踝关节扭伤 / 170

222. 怎样预防踝关节扭伤 / 172
223. 足跟痛有哪些疾病可引起 / 172
224. 跟腱损伤如何诊治 / 172
225. 跟腱滑囊炎是怎么回事？如何治疗 / 173
226. 跟骨骨刺是怎样形成的 / 174
227. 在跟骨骨刺的诊断中要注意哪些问题 / 174
228. 跟骨骨刺的中医疗法有哪些 / 175
229. 跖管综合征如何诊治 / 177
230. 脚底痛常由哪些疾病引起 / 178
231. 在诊治平足底中要注意哪些问题 / 178
232. 常见的足趾痛由哪些疾病引起 / 179
233. 踇外翻是什么样的疾病？如何诊治 / 180
234. 痛风性关节炎是一种什么样的疾病 / 180
235. 诊断痛风性关节炎要注意哪几点 / 181
236. 如何治疗痛风性关节炎 / 181
237. 痛风性关节炎饮食宜忌应注意什么 / 182
238. 脚底保健按摩有什么功效 / 182
239. 髋、膝、踝的保健导引功法有哪些 / 183
240. 石氏伤科与魏氏伤科常用的外治药概况如何 / 186

颈部疾病

1. 落枕是怎样发生的

落枕为伤骨科临床常见的软组织损伤，古称“失枕”。患者往往由于睡眠时枕头失落，姿势不良或枕头过高、过硬，使头颈处于异常位置，局部肌肉过于紧张而发生静力性损伤。有时则与颈肩部裸露遭受风寒侵袭有一定关系，如严冬深秋受寒或盛夏贪凉，风寒湿之邪入侵经络，导致气血阻滞，循行不通，不通则痛也。

2. 落枕的临床症状有哪些

（1）患者有典型的睡觉后发生颈项强痛的病史。

（2）临床表现为头向患侧歪斜，俯仰顾盼活动牵制作痛，不能自由旋转，如欲后顾，则需整个躯干向后转动。

（3）项部肌肉痉挛明显，局部压痛，触之如条索状。

（4）若颈痛项强，身有微热，淅淅恶风，头晕头痛，此为风寒束表，患者需请医生解表论治。

3. 落枕怎样进行治疗

（1）颈部牵引：颈项强硬，头颈歪斜，需作颈椎牵引。牵引时，头颈须在前倾 15° 姿位下进行，悬重 3 ~ 6 千克（见图 1）。

（2）针灸拔罐：取穴以风池、风府、翳风、肩井、液门、

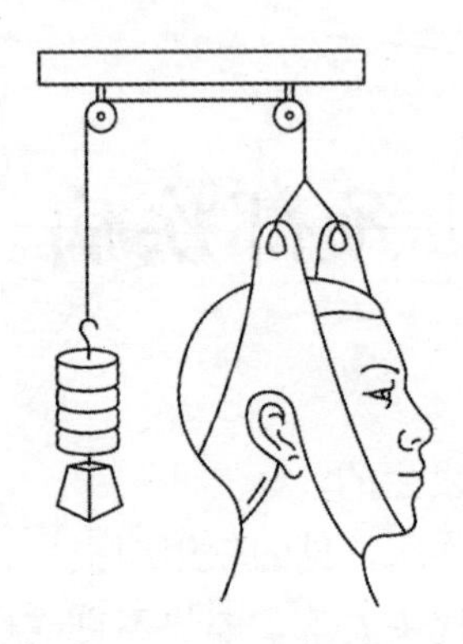

图 1　颈部牵引

中渚等。针后在大椎、肩井拔火罐，以温经散寒，活血通脉，解痉止痛。

（3）按摩手法：常用的落枕手法有 4 种。

1）摩拿法：医者以双手拇指在风池穴揉摩 30 次，然后提拿肩井穴 5 次（见图 2A~ 图 2C），使颈项肩背肌腱得以放松，松则通，通则不痛也。

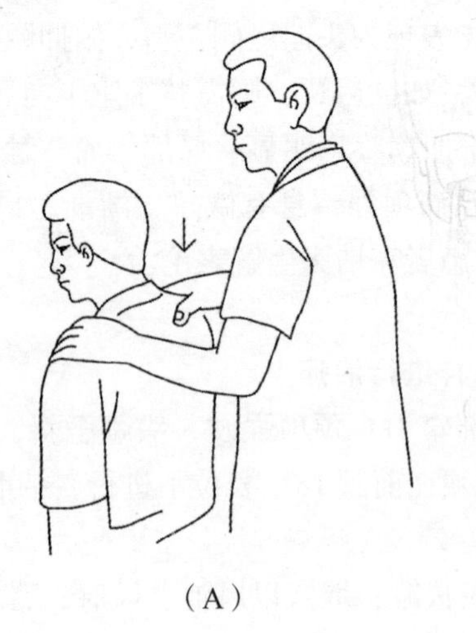

（A）

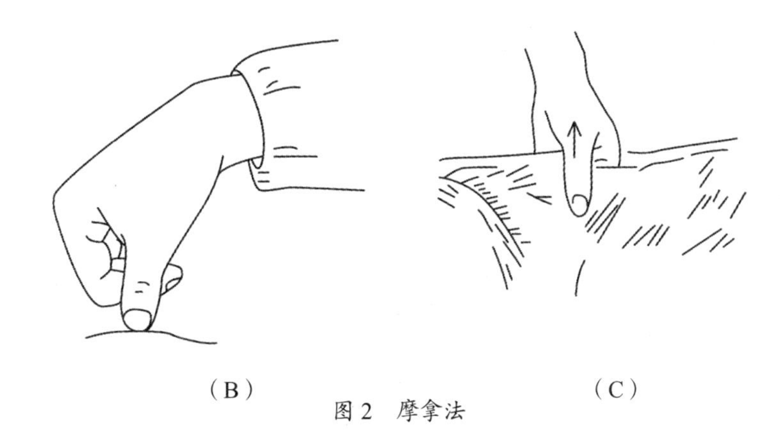

（B）　　（C）

图 2　摩拿法

2）推扳法：患者端坐，头部依靠于桌边，医者站在患侧边以双手大拇指指腹将项部的头半棘肌、头夹肌和颈夹肌（见图 3A，图 3B），自颈椎棘突边缘由上而下向外侧推（见图 3C），左右轮换推扳 3 遍，使颈椎两侧软组织痉挛得以消失，粘连松解。

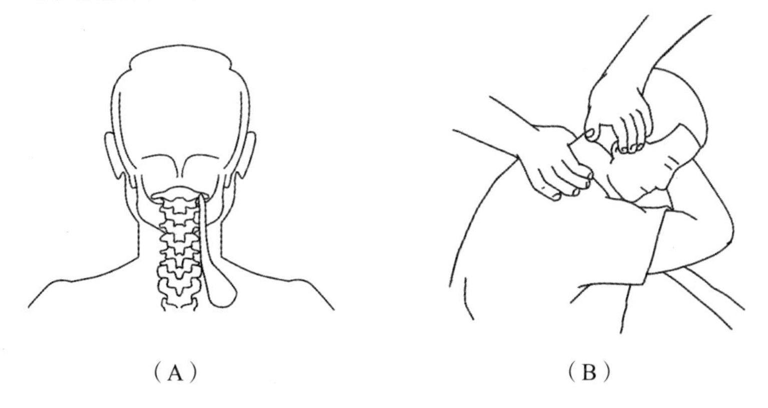

（A）　　（B）

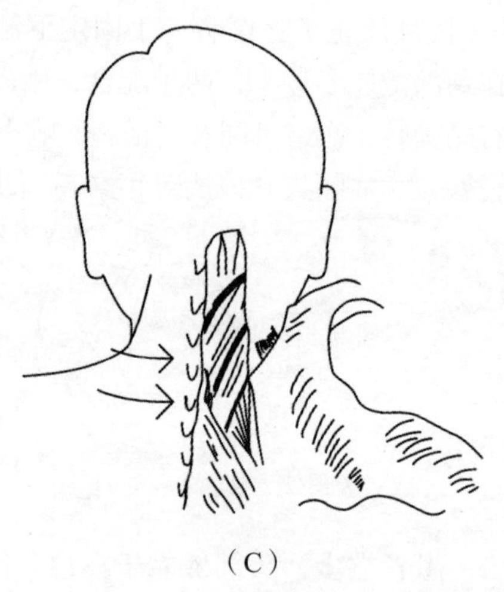

（C）

图 3　推扳法

3）端阳法：用两手捧住两面颊部向上缓缓提，并向左右轻轻旋转活动各做 3 次（见图 4），然后再使头部作左右侧弯活动。

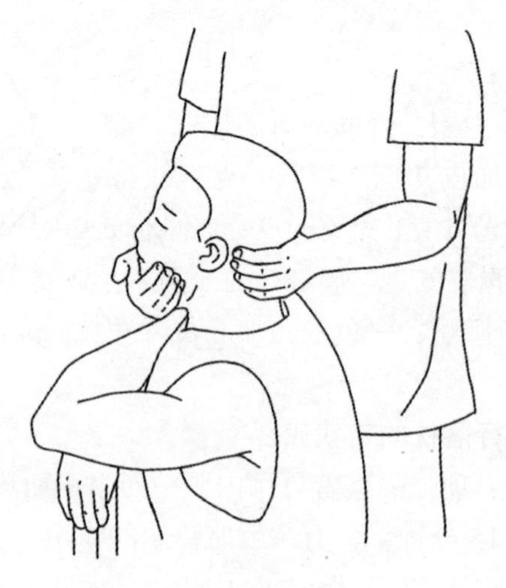

图 4　端阳法

4）拨筋法（拨乱反正）：医者一手固定下颌部，另一手揿定后枕部，在颈部微屈姿势下，两手配合，用力恰当地使头部向左侧或向右侧旋转1次，可闻及“格答”响声（见图5），患者当即感到轻松，病痛顿失。该法对年高者、儿童或颈项强直者不宜使用。

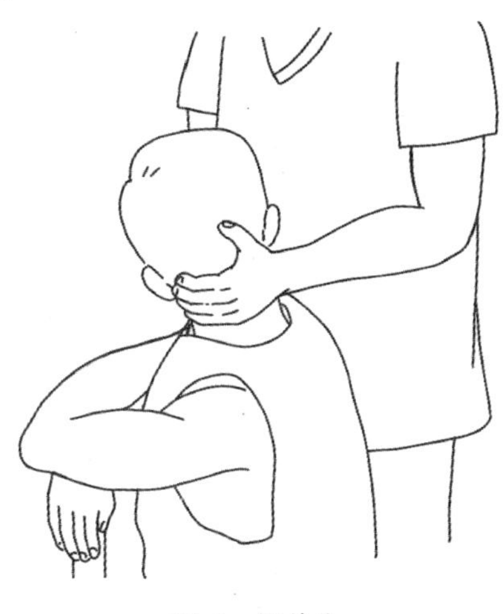

图5 拨筋法

（4）中药内服：舒筋活血汤加减。荆芥9克、防风9克、羌活9克、五加皮9克、当归6克、红花6克、赤芍12克、白芍12克、川芎6克、桑寄生9克、伸筋草9克、生甘草6克、延胡索9克、青皮6克、砂仁3克（后入），水煎服。

（5）中药敷贴：三色敷药加三黄膏外敷，或贴舒康贴膏。

4. 怎样进行落枕的自我康复

（1）热敷：项强痛甚者可用内服中药第三煎热洗患处（或以热毛巾热敷15分钟），有缓解肌痉挛的作用。

（2）手背点穴：在手背示指、中指根部凹陷处即是落枕穴，用火柴头隔薄纸点揉该穴 1 ～ 3 分钟，或以艾条温灸此穴，有温通血脉的作用。

（3）自我按摩：双手交叉，后抱项部，用双手掌根左右揉擦项部经筋 36 次，以发热舒适感为度。

（4）练功导引：常用的有 3 种导引法。

1）前屈后伸法：双脚分立，双手叉腰，颈肩放松，两目平视。头先前屈，将下颌尽量触及胸前，同时呼出浊气，然后再缓慢尽量后伸，目随之上视，同时吸进清气，如此重复 8 次，可改善颈椎活动范围。

2）左右侧弯法：头由中立位向一侧尽量缓慢屈曲，同时呼气吐浊，然后缓慢恢复中立位，同时吸纳清气。如一侧有病，可单练一侧。此法可改善颈部侧方肌束间粘连和挛缩。

3）金狮摇头法：头颈沿顺时针方向缓慢移动两圈后，再改为逆时针方向进行，一顺一逆共作 8 圈（头颈向后仰时缓慢吸气，向前俯时缓慢呼气），转动幅度按病情而定。急性剧痛期慎用。

5. 如何预防落枕

首先枕头不要太高太硬，睡时姿势要端正，不要偏歪，使颈部肌筋处在松弛不紧张的状态，这样就避免了静力性损伤的发生。其次睡时颈肩部要避风保暖，使气血调和，防邪入络。

6. 胸廓出口综合征是何疾病

胸廓出口综合征是指胸腔上口区域内的臂丛神经、锁骨下动、静脉受压迫而出现一系列症候群。造成的原因有多种，临床常以压迫的原因而单独命名之，如前斜角肌综合征、颈肋综合征、肋锁综合征、超外展综合征等。

7. 前斜角肌综合征是怎样产生的？其临床表现有哪些

前斜角肌综合征是因锁骨下动脉及臂丛在第一肋骨锁骨间隙受压所产生的症状。临床表现：

（1）臂丛受压的症状是患侧颈肩臂向手部放射痛或发麻、沉重感，并因手或上肢持续活动而加重，严重者握力减弱，精细动作减退，大小鱼际及骨间肌萎缩等。

（2）锁骨下动脉受压时，可引起上肢肢体发凉、怕冷、软弱无力，易疲劳，手上举时肤色苍白等。

（3）锁骨下静脉受压时可引起患肢水肿，浅静脉怒张，手指僵硬等。

（4）确诊本征有一个测试方法即阿德森（Adson）试验：嘱患者端坐，两手放在膝上，深吸气后屏住呼吸，仰头将下颌转至患侧，同时下压患侧肩部，桡动脉搏动减弱或消失为阳性。

8. 颈肋综合征是如何发生的

颈肋综合征是第 7 颈椎的横突肥大或颈肋畸形而压迫邻近的臂丛神经或锁骨下动脉而产生症状，其症状可参阅前斜角肌综合征的临床表现。

9. 肋锁综合征是怎样产生的？如何检查

肋锁综合征是因锁骨及第一肋骨的臂丛神经和锁骨下动脉受到压迫而产生的一种疾病。检查有无肋锁综合征的方法：嘱患者端坐挺胸，两手臂向后伸，桡动脉搏动减弱或消失，有麻木或疼痛即为阳性。

10. 超外展综合征是怎样产生的？如何检查

超外展综合征是因锁骨下动脉为喙突及胸小肌压迫而产生

的。其检查方法：嘱患者端坐，上肢从侧方被动外展、高举过肩至头，桡动脉搏动减弱或消失即为阳性。

11. 胸廓出口综合征如何进行防治

胸廓出口综合征的治疗有针灸疏通经络、中药软坚通络，对症状的解除有很大帮助（中药应用参阅颈椎病部分）。

患者患了本病后应适当休息，注意保养，要减少上肢过度外展和提携重物，并进行颈部康复保健功的操练（参阅落枕部分），以防病情加重。

12. 什么是颈椎病？其临床分型有哪几种

颈椎病是颈椎及其周围软组织退行性改变，刺激或压迫颈部神经根、血管和脊髓而引起的症候群，是中老年人的常见病。

本病的发生与颈椎退变、劳损、外伤和感受风寒湿邪等有密切的关系。形体肥胖者易发本病。40 岁以上的中老年患者若肝肾亏损、精血不足、筋骨失养，易患本病。劳损、扭挫伤是本病的外在致病因素。此外，风寒湿邪侵袭经络，气血凝滞，项强作痛，与本病的发生有密切关系。总之，本病的发生病因多端，诸因每每相互作用而致本病。近代生物力学研究表明：骨质增生与颈椎的应力分布有关。第 4 ~ 6 颈椎增生之所以常见，因有效应力大的缘故，其中第 5 颈椎应力最大，故其增生最严重。

颈椎病根据临床症状常分为 5 种类型：神经根型、交感神经型、椎动脉型、脊髓型和混合型。

13. 颈椎病中的神经根型和脊髓型各有什么特点

神经根型颈椎病的特点是颈椎椎体后缘的增生骨刺突入椎

间孔，压迫颈神经根即产生颈、肩臂、背部等处疼痛，而且可以沿着神经节段所走行的方向呈现烧灼样或刀割样疼痛，并伴有针刺或触电样麻木感，患侧上肢沉重无力，握力减退等。而脊髓型颈椎病，其椎体后缘的骨刺或变性的椎间盘等突向椎管内压迫脊髓，不但有上肢感觉运动失常，而且还可出现下肢的感觉和运动障碍，如双侧下肢无力、肌肉紧张、容易跌仆、排尿困难，甚至发生瘫痪。

14. 交感神经型与椎动脉型颈椎病其临床表现如何

交感神经型颈椎病，当其病变反射性刺激交感神经时，可出现头痛或偏头痛，视物模糊，瞳孔散大、流泪，甚至发生心前区疼痛。而椎动脉型颈椎病，其骨刺在侧方刺激或压迫横突之间的椎动脉，使之痉挛、扭曲，继而产生基底动脉供血不足而出现头晕、恶心、呕吐甚至肢体麻木或摔倒的症状（症状出现常与头颈转动有关）。

15. 颈椎病的治疗方法有哪些

颈椎病的治疗采用中药外敷内服，配合温针火罐、按摩推拿、牵引、佩带颈托固定、自我练功等治疗，只要坚持治疗，就有良好的效果。

（1）中药治疗：中药辨证论治在临床上广泛应用，只要辨证确当，就能收到良好的效果。

1）肢麻、臂痛、抬举不利者，葛根牛蒡子汤主之。葛根15克、牛蒡子9克、僵蚕6克、桑枝15克、桂枝6克、赤芍12克、白芍12克、伸筋草9克、王不留行子9克、延胡索9克、净地龙9克、生甘草6克、车前子20克（包煎）、生姜4片、大枣4枚，水煎服。

2）头痛或偏头痛者，葛根川芎汤主之。葛根 15 克、川芎 6 克、蔓荆子 9 克、细辛 3 克、藁本 9 克、白芷 9 克、苍耳子 9 克、羌活 6 克、灵磁石 30 克（先煎）、薄荷 6 克（后入）、延胡索 9 克、赤芍 12 克、生甘草 6 克，水煎服。

3）眩晕泛恶、呕吐、纳谷衰少者，葛根天麻汤主之。葛根 15 克、天麻 9 克、制半夏 9 克、苍术 9 克、白术 9 克、陈皮 6 克、白茯苓 12 克、生甘草 6 克、竹茹 6 克、枳壳 9 克、石决明 30 克（先煎）、炒谷芽 9 克、炒麦芽 9 克、山楂 9 克、神曲 9 克、薏苡仁 15 克、砂仁 3 克（后入），水煎服。

4）上肢乏力，下肢运动障碍，或支撑无力易跌跤，严重者瘫痪，葛根马钱子汤主之。葛根 15 克、马钱子 1 克、金狗脊 9 克、威灵仙 9 克、山慈菇 9 克、乌梢蛇 9 克、天龙 2 条、地龙 6 克、全蝎 3 克、蜈蚣 2 条、穿山甲片 6 克、生甘草 6 克、路路通 9 克，水煎服。

笔者以马钱子 1 克、狗脊 9 克、人中白 9 克、穿山甲 9 克、地龙 9 克、乌梢蛇 9 克、威灵仙 9 克、肥知母 9 克、蜈蚣 2 条、生甘草 9 克、土茯苓 30 克、六味地黄丸 9 克（包煎）治疗本病，收到了良好的效果。

笔者通过实践体会到，马钱子并非如《本草纲目》所提“苦寒”性味，乃是辛热有毒之品。故在临床应用时要注意两点：一是在用量上须严加控制，在汤剂中生用 1 克，制用 2 ~ 3 克，丸散内服以 0.5 克为宜，在炮制上以浸泡去壳油炸或用沙炒至棕褐色，能研碎为度；二是服饮本品后有头晕等反应。医者可事先告诉患者：“药不眩晕，顽疾不愈。”清代《外科全生集》在治疗“手足不仁，骨节麻木”的一个复方中提到服药要达到“痛处更痛、麻处更麻，头昏目眩”等反应，并说“服药后不觉痛麻，必须服至知觉为止”。说明了服药无反应可略增剂量以求生效。当然在服药后如牙关发紧，患侧抽搐，必须及时减量或停服。但对于高血压、肾脏疾患者应严格禁忌服用。马钱子这匹“马”，在治疗顽固性的难以取效的骨质增生症中，一旦诊断确当予以投服，每有击鼓应声之效。

（2）按摩疗法：颈椎病通过手法能松解局部粘连，起到舒经活血的功效，其中拨筋法俗称“拨乱反正”，每有“格答”一声，还有纠正小关节错位的作用（手法操作详见落枕部分）。

（3）针罐疗法：针罐疗法即针灸火罐治疗，俗话说：“针灸火罐，病去一半。”取穴以颈椎旁压痛的夹脊腧穴为主，配合风池、率谷、百会、肩井、天宗、肩髃、曲池、外关、合谷等穴，针后在大椎、肩井、天宗拔火罐。

（4）牵引疗法：牵引对颈椎病的治疗沿用已久。近年来，有研究者观察到牵引后上颈椎间隙有明显增宽。研究者还指出，牵引必须在颈前倾 15° 施行，通过牵引可纠正半脱位和关节紊乱。由于牵引直接落在钩椎关节上，使椎管、椎间孔相对增大，且增加脊髓和神经根所处的有效间隙，这样就减轻了骨赘对神经根或脊髓的压迫刺激，这是缓解颈椎病症状的基础。同时牵引还具有对颈椎制动，促使局部水肿吸收，纠正扭曲的椎动脉，改善脑部血供等作用。牵引时间以 30 分钟为佳，如在牵引后佩戴颈托，其效更好。

（5）颈椎病的练功方法

1）犀牛望月势：站立，两脚分开，与肩等宽，两手叉腰，头部缓缓地向右转动，双目随之向上注视似望月一般，转动时慢慢吸气；接着还原，同时慢慢呼气。然后头部向左转，动作、呼吸相同，转动方向相反。重复 12 次（见图 6）。

练习时要注意：①颈部转动应舒缓有力，但不要向前伸出。②保持身体的重心不变，上身和腰部要保持正中位，不要前俯

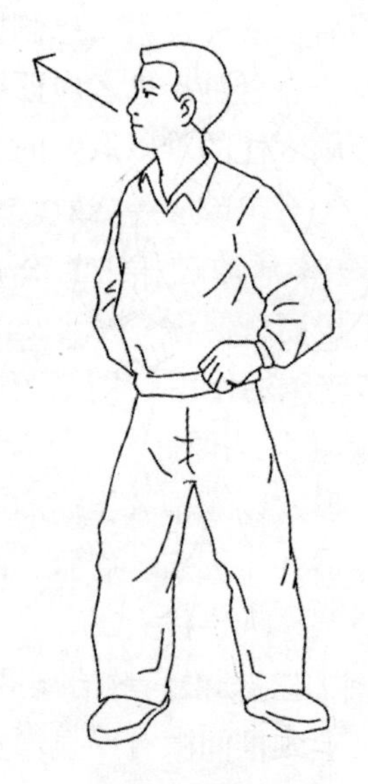

图 6　犀牛望月势

后仰。

2）哪吒探海势：站立，两脚分开，与肩等宽，头颈前伸，并慢慢转向右前下方，双目注视右前下方约 2 米处，似向海底探一般，同时慢慢吸气；接着还原，还原时慢慢呼气。然后头颈向左前下方转动；动作、呼吸相同，转动方向相反。重复 12 次（见图 7）。

3）两手托天势：站立，两脚分开，与肩同宽，两肘弯曲，两手置脐旁，指尖相对，掌心向上。两手上抬，两手平两眼时翻掌上托，掌心向上，同时抬头看手背，两手缓缓上抬并慢慢地吸气；然后还原，还原时慢慢呼气。重复 12 次（见图 8）。

练功疗法动作舒缓，无明显禁忌证，尤其适合老年患者练习。一般每日早晚各练 1 遍，2 ～ 3 个月后即可收到较好的防治效果。

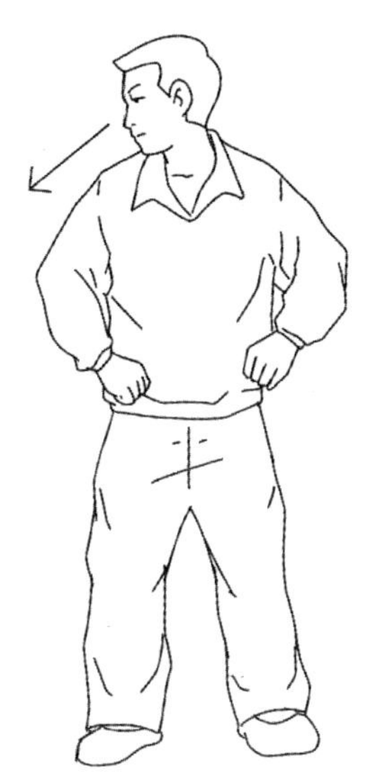

图 7　哪吒探海势

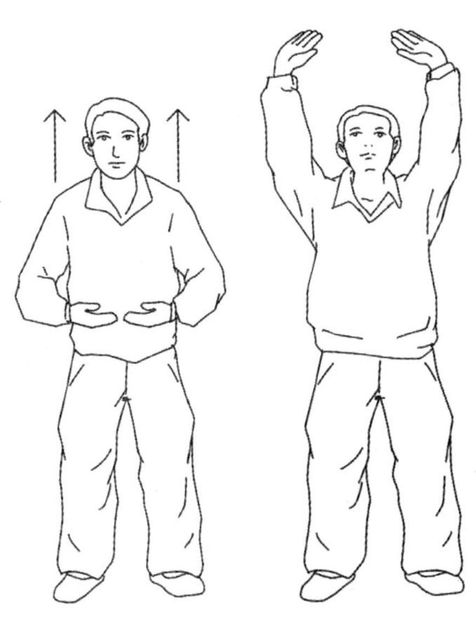

图 8　两手托天势

16. 如何预防颈椎病的发生和发作

（1）防止外伤：颈部挤压伤、碰击伤、扭损伤，可造成深层的颈椎部韧带和关节囊发生撕裂，引起椎间失稳而易发展成为颈椎病。

（2）纠正生活上的不良姿势：颈部软组织劳损是颈椎病的病理基础，因此预防慢性劳损是防止颈椎病发生的重要措施。生活上的不良姿势易诱发慢性劳损，所以纠正生活上的不良姿势，也是预防颈椎病的重要方面。例如睡觉时枕头不要太高，因为这样会使颈椎处在过度屈曲，相关韧带和关节囊牵长，长此以往，这些韧带和关节囊松弛了，使颈椎失稳而产生颈椎病。枕头高低以什么为标准？一般而言，仰卧时枕高（压枕后）等于拳高；侧卧时，枕高等于肩宽。

（3）预防在工作中造成的颈部慢性劳损，如长期低头工作者（会计、打字员等），在工作 2 小时后要做一些工间操或广播操，使疲劳的肌肉得以恢复，防止颈部软组织劳损的产生，也就堵住了颈椎病的发生之路。

17. 得了颈椎病如何进行保健康复

（1）心理保健：颈椎骨质增生俗称“骨刺”，人们一听到骨刺，不由得毛骨悚然。其实，对于骨刺不必惧怕，人到中年后骨质增生的病变是普遍的，只不过各人发病的程度不同而已。医生在临床上经常遇到因检查其他病变而发现了骨质增生病变的患者，而患者却没有严重的自觉症状。当然，对于发现的骨质增生病变在消除惧怕心理后也要认真加以对待。人们为什么会随着年龄的增加而骨质增生呢？我们知道，骨的生长和作用与它上面的应力相适应，老年人骨质脆弱，骨节间承受压力能力下降，肢体为了减轻骨节间的应力，而在骨端发生了增生变化，这样加大了承受面积，单位面积上所受的压力就减轻了，所以骨质增生是肌体自身的生物力学的防卫措施。这要求肥胖患者严格节制饮食，控制体重，这是防止骨质增生的唯一办法。还有一个问题：骨质增生是否与年龄增加成正比呢？也不是的，当骨质应力与增生达到平衡时，骨质增生就不再发展了。只要应力不再增加，骨质增生也不会加重的。所以，中老年人不必担心随着年龄增高，骨质增生会无休止地发展。患者了解了自身的疾病，消除了恐惧心理，对未来充满信心，就能配合医生治疗，从而取得良好的效果。椎动脉型颈椎患者除在生活与工作中要加强自身心理保健外，还须知道其发病机制。在正常情况下，当头向左侧转动时，左侧的椎动脉发生扭曲，使管腔变窄而血流量减少，这时右侧椎动脉以代偿性的血流量增加弥补之，不至于造成脑组织缺血。如果右侧椎动脉由于硬化或受增生骨质的压迫和刺激，就会出现脑缺血的一系列表现——头晕、恶心、呕吐等。为此椎动脉型颈椎病患者独自外出时，不要在车辆拥挤的地方挤轧，亦尽量避免驾车、登高等操作，以防头晕或摔倒的猝然发作。

（2）饮食保健

1）颈椎病发作，项强，肩臂酸痛，入夜难以安宁。葛根15克，赤小豆50克，桂枝6克，生姜5片，赤芍12克，生甘草6克，大枣5枚，水煎服。葛根治此病有特殊的疗效，早在汉代张仲景的葛根汤中就有治项背强硬的记载，上方就是葛根汤的加减应用。葛根味甘辛性平，有解肌舒筋的功效。近代药理研究表明葛根含黄酮苷等，有扩张血管、缓解肌肉痉挛的功效，配合赤小豆利水消肿，对颈椎病急性发作，局部充血水肿的吸收有明显效果。

2）颈椎病发作，眩晕泛恶者，以乌鲤鱼1条（500～

1000 克），天麻 10 克，花椒 5 克，陈皮 10 克，生姜 5 片，葱根 5 枝。将鲤鱼（去鳞、鳃，肚腹洗净，腹内塞入花椒、陈皮）和天麻放入锅内，加适量水、葱、姜，一起以文火烧熟，适量分餐食之。天麻为治眩晕的要药，有息风镇静的功效。

3）颈椎病发作后，精神萎顿，神呆，面无表情，四肢乏力者，可用食疗方治之：香菇 10 克，慈菇 250 克，威灵仙 30 克，先将威灵仙煎汤去渣取汁煮慈菇，文火烧熟后加入泡软的香菇、酱油、香油、味精、盐等调料，此红烧慈菇香味扑鼻，适量食之。香菇即香蕈，味甘性平，能益气开胃，有降血脂的作用，甚合老年人食用。慈菇味甘性微辛，能化痰消肿，对骨质增生症有软坚止痛的作用。又有一方以海带 10 克洗净，开水冲泡代茶频饮。海带含氮、蛋白质、脂肪、大叶藻素、鞣酸、维生素 B_1、碘等，有清热软坚、化痰利水的功效。

4）颈项强痛，骨质增生者可常服如下食品：①海蜇 30 克，鲜荸荠 30 克切丝，加酱油、麻油拌食之。②生茄皮连皮洗净切片，加酱油、麻油、香醋、白糖少许拌食之。③芋艿半斤洗净，放在饭锅上蒸熟，剥皮蘸白糖适量食之。上述食品中，海蜇含蛋白质、脂肪、碳水化合物、钙、磷、铁、维生素 B_1、维生素 B_2、碘等，其味咸性平，有化痰软坚、平肝清热之功，具消痰不伤正、滋阴不留邪的特点。荸荠味甘性寒，有化痰清热生津的功效。海蜇、荸荠配合食用，是阴虚火旺型老年骨质增生症患者的佳品。生茄子，味甘微辛性寒，有消肿散瘀止痛的功效。芋艿即芋头，含蛋白质、淀粉、脂肪、钙、磷、铁、核黄素等，味甘辛性平滑，有消坚散结破血之功。因此，茄子、芋艿等食物皆有散结消肿之功，适用于骨质增生、瘀结疼痛者，有软坚止痛之功。

（3）自我按摩保健：颈椎病变化多端，引起头面五官不聪，头晕眼花，偏正头痛。可在自我按摩颈椎之前，先作头面五官的保健操。

1）双手梳发：用双手十指指腹，由前额往后脑部梳理12次。

2）运目转轮：在运目转轮之前，先以双手大拇指背擦刮眼眶8次，然后双手拇指曲节按摩眼眶周围，以睛明、攒竹、鱼腰、瞳子髎、太阳穴、四白穴为重点。运目轮转法：将眼珠上下翻转各8次，左右转各8次，顺逆时针轮转各8次。

3）鱼际擦鼻：以双手小鱼际侧，在鼻旁上下摩擦36次，迎香穴处有温热感，该法有通鼻窍、御风寒之功。

4）叩牙搅舌：将上下牙齿叩击36次，然后将舌体在口腔内顺、逆时针搅拌各24次，待口液满口时，用意念将津液分3次下送脐中丹田处，有补肾生津之功。

5）揉耳鸣鼓：双手拇、示二指指腹，拿住耳朵进行整体揉摩36次，然后两手心劳宫穴按耳窍，用示指压在中指上，继而以食指弹击脑后骨下24次。古人按称此为“鸣天鼓”。

6）颈部自我按摩：双手交叉，后抱项部，用双手掌根左右揉擦项部筋肉骨节36次，以热舒适为度。

（4）练功保健：练功，古称导引。练功是一种自我锻炼、自我治疗的外治法。练功可以促使疾病的痊愈，加快患部功能的恢复，提高患者的身体素质，增强抗病能力。练功具有舒筋通络、活血荣筋、调整阴阳、祛风散寒、祛病强身、身心同治的功效。练功的方法很多，古代华佗的五禽戏、达摩的易筋经，相沿至今的八段锦、太极拳等导引法在人们的养生保健上有着不可磨灭的功绩。

肩手部疾病

18. 哪些原因可引起肩部酸痛

（1）急、慢性损伤是引起肩痛症最常见的原因，轻则如扭挫伤，重则如骨折、脱位。慢性损伤多致劳损性疾病，如肩周炎、冈上肌腱鞘炎等。但大部分肩部疼痛是由肩周炎引起的。

（2）炎症性肩痛亦有发生，急性的如肩关节化脓性关节炎，症见肩关节红肿热痛，伴有高热、血常规异常等。慢性的如肩关节结核，肩部肌肉明显萎缩，肩关节功能障碍等。

（3）肿瘤性肩痛，恶性的以骨肉瘤居多，疼痛严重，尤夜间加重，没有缓解，进展较快，预后不良。当然亦有良性肿瘤，如骨纤维结构不良等也可引起肩痛。

（4）其他原因，如全身性疾病引起肩痛的有类风湿关节炎、多发性肌炎；某些代谢性疾病也可引起肩痛，如痛风、骨质疏松症；有些内脏疾病亦能引起牵涉性肩痛，如胆囊炎、右膈下脓肿、肝炎、心脏病等。总之，肩痛原因是多方面的，应及时诊治。

19. 漏肩风、冻结肩和肩周炎是一种病吗

肩周炎是肩关节周围炎的简称，其病名较多，因露肩睡眠、风寒入侵而引起的，称“露肩风”，即“漏肩风”；因肩部活动强硬，形如冻结，则称“冻结肩”，又称“肩凝症”；该病多发生在50岁以上，故称之“五十肩”。总之，“漏肩风”“冻

结肩”“五十肩”是肩周炎的别名，只是病名不同，是同一种疾病。

20. 肩周炎是怎么发病的

中医认为本病的发生不外乎内因、外因两种。内因为年高肝肾亏损，肾精虚衰，肝血不足，筋脉失养所致。五十之人，年岁渐高，肩臂犹如树木的桠枝，因衰老而渐枯萎也。外因为长期慢性劳损复感风寒之邪侵袭，以致气血失和，络脉痹阻。宋代《三因方》云：“三气侵入经络……在骨则重而不举，在脉则血凝不流，在筋则屈而不伸，在肉则不仁，在皮则寒。”劳伤为劳损之初，劳损为劳伤之晚，劳力伤气，损及元气之虚，此乃劳损风寒，为虚中夹实，虚体兼邪也。

肩周炎的发病过程分为初、中、后三期。初期（即肩痛运动无障期）仅见肩关节不舒适及束缚的感觉，疼痛局限于肩部前外侧，也有延伸到三角肌抵止点的，肩关节活动逐渐出现不利，牵制作痛。中期（即冻结期）为急性发作阶段，肩痛夜间加剧，可影响睡眠。肩部活动可引起剧烈痛及肌肉痉挛，以致肩关节似被凝固、冻结一般，活动严重障碍。本期时间长短不一，短则数周，长则数月。经合理及时的治疗后疼痛才得以缓解。后期为缓解恢复期。

21. 肩周炎的确诊要依据哪些条件

（1）多数患者隐袭进行，个别患者进展较快，其发病与年龄、劳损外伤和感受风寒有关。

（2）主要症状以肩袖及肩关节动作受限为主，疼痛程度及性质有较大差异，或为钝痛，或为刀割样痛，夜间加剧，甚至痛醒。

（3）检查：压痛点广泛而有局限性。肩关节运动测定各个方向皆受限止，尤以外展外旋最显著。早期由于胸锁关节及肩胛骨的活动，其运动限制易被忽视，晚期即呈僵硬状态。病程长者可见肩胛带肌萎缩，尤以三角肌为明显。

22. 肩周炎僵痛能自行缓解吗

肩周炎为肩关节周围软组织逆行性改变，是以肩痛和僵硬等功能障碍为主症的常见病，其特征是病程长、活动逐渐受限，确有部分患者自行缓解，但时间长，痛苦多，功能恢复不全，因而积极治疗缩短疗程、减少痛苦、加速痊愈，是患者最佳的选择。

23. 肩周炎的治疗主要有哪些方法

目前肩周炎的治疗以非手术疗法为主。因该病疗程长，疗效慢，但能逐渐好转及治愈。因此患者应树立信心、配合治疗，加强练功，定能增进疗效。

（1）中药治疗：肩周炎的病机为正气不足，肝肾虚弱，风湿侵袭，经络失和，气滞血阻，不通则痛。治则：急则治标，缓则治本，先祛其邪，后补其虚。临床常用的“内治八法”，分述于下。

1）祛风通络法：症见肩痛，上肢活动障碍，筋急不适、拘挛不舒，舌质淡红苔薄白，脉浮紧，筋骨劳损日久，感受风寒之邪入络，宜表散风寒，以祛风通络法治之，桑枝牛蒡子汤主之。嫩桑枝 12 克，牛蒡子 9 克，桂枝尖 6 克，晚蚕沙 6 克，羌活 9 克，片姜黄 6 克，赤芍 12 克，生甘草 6 克，生姜 3 片，大枣 4 枚，川芎 6 克，左秦艽 6 克，水煎服 2 次。

2）清热通络法：适用于风湿郁化为热的湿热型患者，或平素喜食辛辣厚味，致使燥热内生，经脉郁滞不畅，肩部剧痛不敢伸展，局部灼热或轻度红肿，上举后伸不利，夜卧不宁或口渴口臭，烦躁不安，苔黄腻质红，脉弦滑者，治以清热泻火、通络止痛之法，当归拈痛汤加减内治，辅以局部外敷，其效更捷。当归3克，羌活3克，防风6克，黄芩9克，知母9克，生石膏20克（先煎），制草乌3克，牡丹皮6克，丹参30克，泽泻9克，木通6克，龙胆草6克，灵磁石30克（先煎），生甘草6克，水煎服。

3）散寒通络法：症见肩臂拘挛疼痛，从肩到肘牵引抽掣，遇冷则肩痛加剧难忍。治以温经散寒、通络止痛之法。主以麻桂温经汤加减治之。炙麻黄6克，川桂枝9克，细辛3克，香白芷9克，桃仁9克，红花6克，赤芍12克，生姜3片，大枣4枚，水煎服。

4）祛（痰）湿通络法：平素痰湿之体，肥胖丰满，肢体少动，湿邪滞留骨节，苔白厚腻，舌淡体胖，边有齿痕，脉濡细无力。治以祛痰化湿，通络止痛之法。方用茯苓丸加减。制半夏9克，茯苓15克，枳壳9克，玄明粉3克（烊冲），陈皮9克，胆南星6克，桑枝15克，丝瓜络6克，白芥子6克，莱菔子9克，车前子15克（包煎），生甘草6克，生姜3片，大枣4枚，水煎服。

5）活血通络法：症见肩关节疼痛固着不移，日夜不休，痛如刀割，活动困难，面乏华色，肢端发麻，苔薄质紫，边有紫点，脉沉细而涩。治以舒筋活血、通络止痛之法。以舒筋活血汤加减治之。荆芥9克，防风9克，羌活9克，独活9克，五加皮9克，当归6克，红花6克，杜仲9克，川断9克，桑枝15克，伸筋草9克，川桂枝6克，乳香6克，没药6克，炙甘草6克，生姜3片，大枣4枚，水煎服。

6）温阳通络法：症见肩臂痛，得温则减，遇冷加剧，喜揉喜按，伴腰部冷痛，阳痿失精，腿膝酸软，苔少质淡嫩而润，脉沉细而迟。治以温肾补阳，通络止痛。可用右归饮加减治之。大熟地 12 克（砂仁拌），淮山药 9 克，山茱萸 9 克，枸杞子 9 克，鹿角胶 9 克（烊冲，缺货以鹿角片 15 克先煎代之），菟丝子 12 克，杜仲 9 克，当归 6 克，川桂枝 6 克，制黄附块 9 克，炙甘草 6 克，制草乌 9 克，灵磁石 30 克（先煎），加水煎服。

7）滋阴通络法：肝主筋，肾主骨，年高肝肾亏损，引起精血不足，筋骨失养，关节液汁少而干，从而屈伸不利，牵掣作痛，苔光质红，脉细数无力。治以滋阴补肾，通络止痛。用左归饮加减治之。生地黄 12 克，熟地黄 12 克，淮山药 9 克，山茱萸 9 克，枸杞子 9 克，白茯苓 12 克，炙甘草 6 克，肥知母 9 克，龟甲胶 9 克（烊冲，缺货以龟甲 9 克先煎代之），嫩桑枝 12 克，牡丹皮 6 克，丹参 30 克，白术 12 克，白芍 12 克，水煎服 2 次。

8）软坚通络法：症见肩痛僵硬，活动不利，多有筋骨外伤史，瘀结寒凝或肌腱硬化钙化，苔薄质淡红，脉弦滑。治以散结软坚，通络止痛之法，以软坚通络煎治之。威灵仙 9 克，天龙 2 条，地龙 9 克，山慈菇 9 克，乌梢蛇 9 克，全蝎 3 克，蜈蚣 2 条，水蛭 6 克，路路通 9 克，生薏苡仁 15 克，生甘草 6 克，白豆蔻 3 克（后入），水煎服 2 次。

中药除内治之外，外治亦不失为中医一大治法，这里介绍两种外治法：温熨及敷贴。

温熨：以桂枝 9 克，生麻黄 9 克，细辛 9 克，香白芷 9 克，制川乌 9 克，制草乌 9 克，制半夏 9 克，制南星 9 克，透骨草 9 克，伸筋草 9 克，红花 9 克，川椒 9 克，川芎 9 克，丁香 6 克，研粗末，在铁锅内炒烫后加白酒少许，装布袋内，温热熨患处，每晚1次，每次30分钟，使局部软组织有柔软发热感。此法可促进局部血液流畅，减轻疼痛，缓解痉挛。

敷贴：以冰片3克，樟脑9克，制川乌9克，制草乌9克，制半夏9克，生南星9克，红花9克，白芥子9克，芒硝30克，赤小豆30克，研末，用麦芽糖调敷患肩，每3日换药一次。

（2）手法治疗：中医的手法可以成功地撕开靠近肱骨颈基底部的关节囊皱褶以及松解关节内的粘连，所以手法理筋治疗肩周炎颇受广大患者的青睐，由于疗效显著，故伤骨科医师乐意采用手法治疗。

手法理筋按摩的操作过程如下。

1）点揉法。患者正坐，医者一手将患侧肩臂拔伸牵拉，另一手对肩部三角肌（前后、外侧），按该肌纤维在垂直走向进行点揉按拨3～5分钟（见图9）。

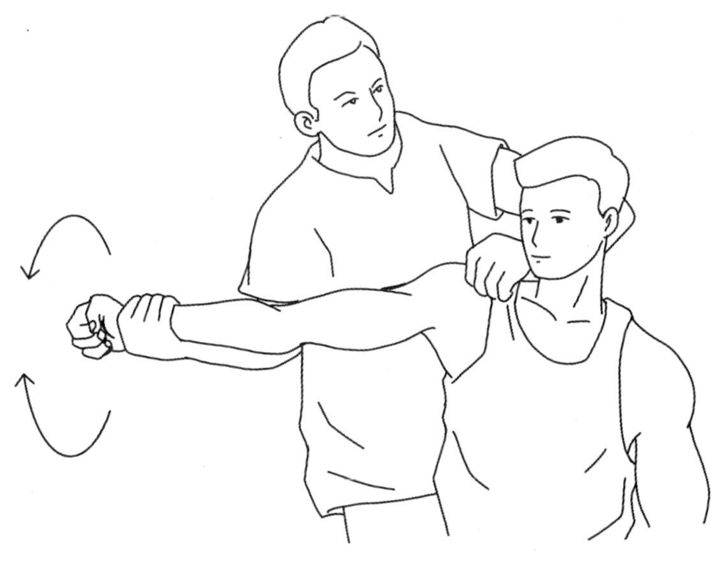

图9 点揉法

2）推扳法。在助手旋后肩臂肌群的配合下，将肩部三角肌前缘的肱二头肌腱向后推扳 3 遍（见图 10）。

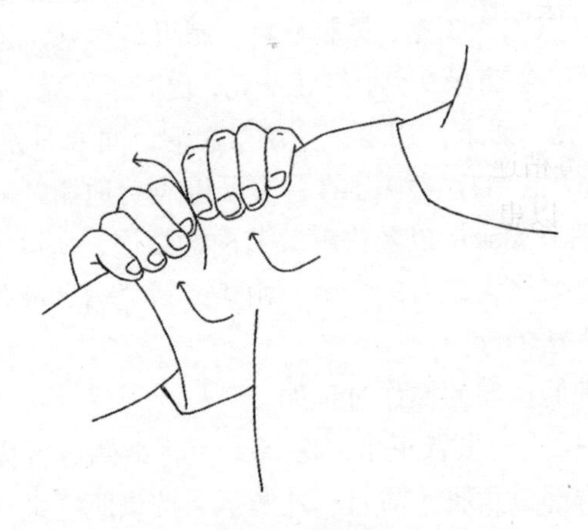

图 10 推扳法

3）摇膀法。医者一手扶肩，一手护肘，将患肩进行摇膀——向前摇转 15 次，向后摇 15 次（见图 11）。

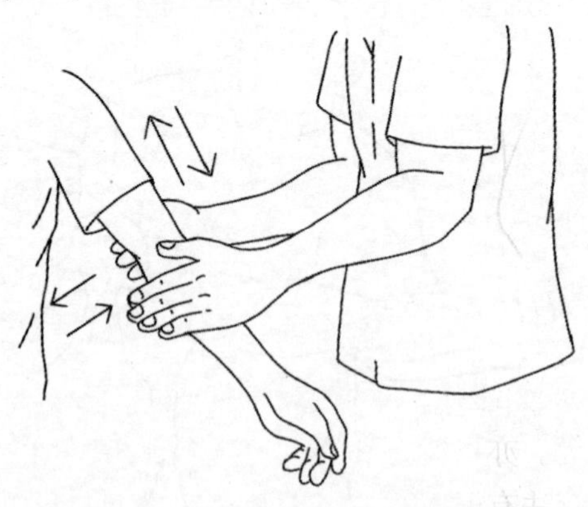

图 11 摇膀法

4）升降法。医者一手护肩，一手握患者手向上垂直升提 15 次（稍有拔伸牵拉力），亦可做一些肩部被动的前屈、后伸、外展、内收等动作，医者用两手配合，在点揉压痛中伸展活动上肢。

5）放松法。医者用搓、抖法放松肩臂筋络以收功（见图12）。施行上述手法会引起不同程度的疼痛，要注意用力适度，使用手法松解粘连时，不要强行扯拉撕裂，强行的方法会造成再次损伤，再粘连会比原来更严重。术者施行手法时，必须意识到这一点，以患者能忍受为宜。隔日1次，10次为1个疗程。

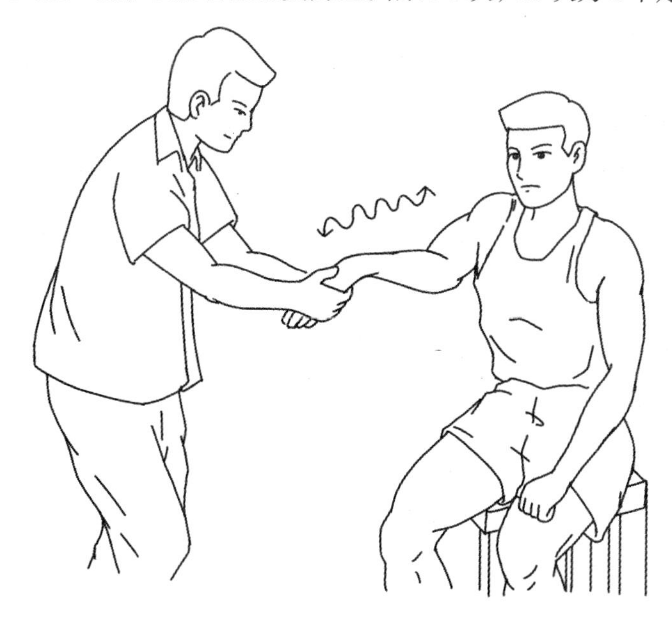

图12 放松法

（3）针灸火罐疗法。取穴以肩三针、臂臑、肩井、天宗、曲垣、曲池等。亦可以痛为俞取阿是穴。针后加艾温灸之，并拔火罐。该疗法有散寒气、温通血脉的功效。亦可以皮肤针在压痛点处叩刺，然后以火罐拔出瘀血，其有通血脉、祛风寒、止疼痛的显著功效。

（4）气功治疗。气功师发放外气的治疗法有两种：单纯外气治疗和气功按摩。单纯外气治疗，须有长久练功而功底深厚的气功师，以意导气，将体内具有不可阻挡，能长距离穿透的特殊能量，按照一定的途径由穴位（常用的“劳宫”“十宣”）向患部及有关的穴位释放，以调整患部平衡失调状态，达到治病的目的；气功按摩，是指带有外气的手指以适当的手法对患部或穴位进行按摩推拿，据病情，推下为补，推上为泻，以患者舒适为度。

24. 肩峰下滑囊炎是一种什么样的疾病

肩峰下滑囊炎位于肩峰与三角肌之下，冈上腱袖之上，是肩部最重要的滑囊。除此之外，还有肩峰上滑囊炎、肩胛骨下滑囊炎、喙突上滑囊炎等。滑囊是一个具有滑膜的囊，有分泌滑液的功能，在肌腱与骨之间起着衬垫作用，可促进润滑，减少摩擦，增加运动的灵活性。肩部滑囊炎临床常见的是肩峰下滑囊炎。它是怎样发病的呢？凡因卒然撞击外伤或慢性的摩擦刺激而引起滑膜囊充血、水肿、渗出增多，使滑囊肿胀，张力增加而产生剧烈疼痛，这就是急性滑囊炎的来由。时日一久，会造成周围组织粘连，滑囊内粘连，纤维性的闭锁或钙化的沉积，这就成了慢性滑囊炎。

25. 肩峰下滑囊炎如何进行诊治

急性肩峰下滑囊炎可见肩关节前部肿胀明显，疼痛剧烈，甚至睡时不敢用患肩躺卧。慢性滑囊炎，其滑膜囊虽有增厚，局部肿胀不显，但影响肩关节活动，局部酸痛难忍，每于劳后加剧。其治疗方法可采用中医中药。急性期，局部肿胀疼痛，肩关节功能障碍者，以石氏伤科三色敷药加三黄膏或魏氏伤科三圣散，内服以牛蒡子汤去牛膝、钻地风加黄柏9克，黄芩9克，黄连3克，生栀子6克，水煎服。慢性期以外贴石氏伤膏加黑虎丹、丁桂散，亦可配合温针、拔火罐，内服软坚通络煎（方药见肩周炎的中药治疗部分）。

26. 肱二头肌腱鞘炎是怎样发病的

肱二头肌长头腱起于肩胛骨的盂上粗隆，向下越过肱骨头，经关节腔进入较为狭窄的肱骨结节间沟内（即肱骨大结节、小结节之间的骨性沟内）穿出肩关节囊，此肌腱的滑液鞘位于结节间沟段，约5厘米，当肱二头肌收缩时，此肌腱的引力增加而无滑动。当肩关节运动时，此肌腱在沟内可纵行和横行滑动。本病如见于青年人，多因肩关节过度运动，如举重、打排球、掷手榴弹、吊吊环等活动所致。肩关节活动过多的体力劳动者亦可发此病。发于中年人者，多因肱二头肌长头腱与肩关节反复摩擦可造成腱鞘劳损而形成。年龄较大者常伴有肩袖的损伤，钙盐沉着。肩关节内的病变亦可涉及此腱鞘而造成腱鞘炎。

27. 如何诊治肱二头肌腱鞘炎

肱二头肌腱鞘炎的临床表现为肩痛，夜间痛更明显，肩部活动后加重，休息后好转。凡疼痛多局限在肱二头肌腱附近，可放射至上臂前侧。凡使该肌腱牵拉的动作皆可使疼痛加剧。急性期肩痛更为严重，活动受限；病久者可合并其他疾患或肩关节僵硬、肌萎缩等病变。局部检查：压痛多在结节间沟及肌腱上，将肌腱向两侧推挤亦会出现疼痛。其治疗方法：中医中药。急性期，宜适时限制活动，以三角巾悬吊，休息1～2周，并外敷魏氏三圣散或石氏三色敷药加三黄膏。内服化瘀止痛汤治之：当归3克，地鳖虫6克，降香3克，丹参15克，乳香6克，没药 6 克，泽兰 9 克，赤芍 12 克，王不留行子 9 克，生大黄 9 克，桃仁 9 克，苏木 9 克，参三七 6 克，水煎服。慢性期：外治以按摩推拿、温针、火罐，贴石氏伤膏加丁桂散；内服舒筋活血汤（处方参考肩周炎部分），亦可外用熏洗。肩关节功能不利者必须配合肩部练功活动治疗。

28. 肱二头肌腱鞘炎在什么样的情况下易发生断裂

肱二头肌腱鞘窄的间沟内常常被摩擦、挤压，较易发生退行性变，其脆性增加，在用力收缩之际易发生断裂，当然这种收缩往往是一次突然急剧有力的收缩，这样才会导致本病的发生。肱二头肌长头断裂较为多见。患者常在屈肘动作时，突然感到肩部有撕裂性疼痛，继而肘关节功能障碍，当肱二头肌收缩时上臂前方有高突的膨隆出现，当肩臂瘀肿消退后，在上臂前方有典型的凹陷出现。

29. 肱二头肌腱断裂如何治疗

对年老陈旧性肱二头肌断裂（见图 13），采用中医中药疗法（参考肱二头肌腱鞘炎治疗方药）。

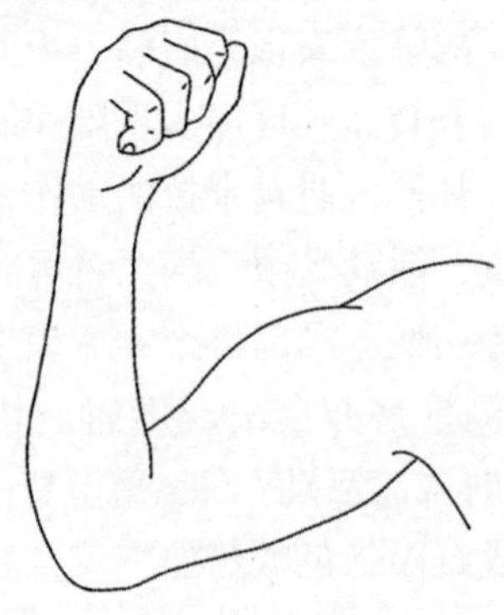

图 13　肱二头肌

30. 冈上肌腱鞘炎是怎样发病的

冈上肌起于肩胛冈上窝，由肩峰下通过，止于肱骨大结节的外上方。当肩关节外展至 90° 时，肩峰下滑囊完全缩进肩峰下面，冈上肌腱很易受到摩擦，发生水肿充血的慢性劳损性炎症，冈上肌腱鞘炎由此而发生。

31. 冈上肌腱鞘炎的诊断要点是什么

（1）起病缓慢，肩部渐起疼痛，用力外展其痛明显，快速外展有肌筋咿轧作响声。

（2）有特殊的疼痛弧在 60° ～ 120° 范围内。当肩外展未至 60° 时疼痛较轻，外展超过 60° 即疼痛加剧，不能继续外展，但可被动外展，当上举（这与肩周炎不同之处）超过 120° 时疼痛又减轻，我们称此 60° ～ 120° 为疼痛弧，简称痛弧。

（3）压痛点在肱骨大结节或肩后冈上部（见图 14）。

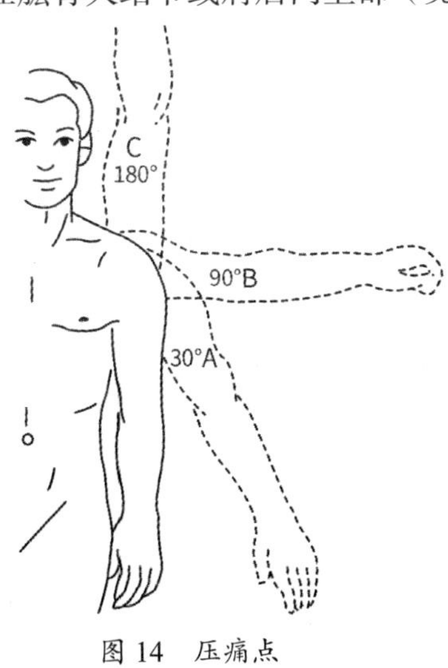

图 14　压痛点

32. 冈上肌腱鞘炎与肱二头肌腱鞘炎、肩峰下滑囊炎、肩周炎如何鉴别

冈上肌腱鞘炎的疼痛特点为肩外展 60° ~ 120° 时疼痛加剧，其压痛点在肱骨大结节；肱二头肌腱鞘炎的疼痛特点为肱二头肌抗阻力屈肘时疼痛加重，其压痛点在结节间沟；肩峰下滑囊炎的疼痛特点为肩痛可放射至三角肌，其压痛点在肩峰下；肩周炎的疼痛特点为肩痛每于活动时加重，各方受限日轻夜重，其压痛点广泛。

33. 冈上肌腱鞘炎如何处理

中医疗法包括如下几个方面。

（1）手法按摩：急性期以轻手法为主，慢性期手法宜稍重。手法先以拿法，在冈上部、肩部、上臂部，自上而下放松肌肉，然后以点揉按摩法如上顺序操作，疏通筋络。最后以一手托肩臂，一手护肩进行拔伸摇膀（患肩尽量外展，90° ~ 120° 呈轻度上举状），以结束手法收功。

（2）中药内服外敷：急性期筋胀瘀阻作痛者以化瘀止痛汤主之。外敷石氏三色敷药、三黄膏、魏氏三圣散。慢性期筋缩血阻作痛者，以舒筋活血汤治之，外敷温经通络膏或石氏伤膏加丁桂散。

（3）温针灸罐：取穴肩三针，天宗、臂臑、曲池及阿是穴等。针后艾灸，加拔火罐。

（4）练功保健：参考肩臂痛功能锻炼有关内容。

34. 冈上肌腱钙化是怎么一回事

冈上肌腱钙化为肌腱组织内有钙盐沉着的无菌性炎症的病变，是造成肩部疼痛和运动障碍的原因之一，在肩峰下滑囊处

有明显的局限性疼痛，且有饱满感，并有不同程度的骨质疏松。

35. 如何处理冈上肌腱钙化

冈上肌腱钙化的处理：以中药软坚通络煎治之（方药见肩周炎治疗方法），头煎二煎内服，第三煎药汁可用毛巾湿热敷局部，或外敷温经通络膏等。

36. 冈上肌腱断裂是怎样发生的

冈上肌腱容易发生退行性变化——腱鞘炎、腱钙化，在此基础上，稍受扭拉损伤即可引起断裂，当然亦有肩部受到直接打击而发生冈上肌腱断裂。其断裂有部分裂伤和完全断伤两种。当完全断伤时，患者可听到断裂响声，立即出现肩部刀割样疼痛。欲确定断裂，一则在肩峰下肱骨大结节处有明显的压痛点，另则嘱其努力肩外展，可见肩峰耸起，而外展始终停留在 60° ~ 70° 。

冈上肌破裂。患者愈用力外展，肩愈高耸。图 15 示三角肌作用时冈上肌的协同动作；冈上肌使肱骨头固定在关节盂内以便三角肌得到作用的支点（见图 15）。

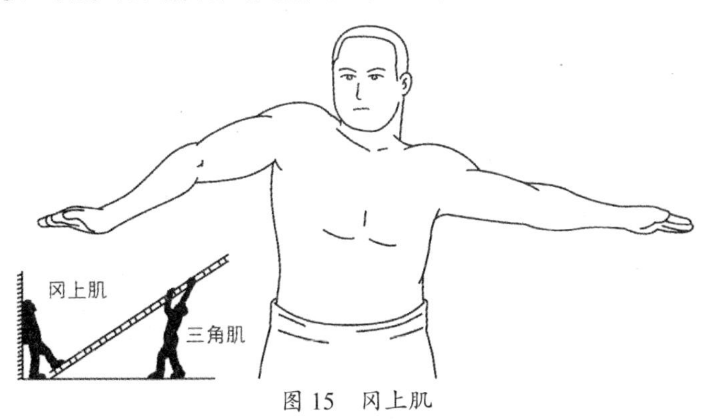

图 15　冈上肌

37. 冈上肌断裂如何处理

冈上肌断裂若为部分裂伤，须将肩关节在外展 90° 、前屈 30° 位固定 3 周，并外敷内服中药。

38. 肩胛上神经嵌压症是一种什么样的疾病

肩胛上神经来自臂丛神经，向后外经肩胛切迹到冈上窝，再绕颈切迹到冈下窝，分布于冈上、冈下肌，肩锁关节和部分肩关节。肩胛切迹位于肩胛骨上缘，有肩胛横韧带跨过其上，使成孔道。此韧带如果劳损退变而发生钙化，可使原来薄而硬的孔道变得狭窄。当肩胛骨活动时，就会牵拉该神经，并由此造成其孔道部分磨损、充血、水肿，产生受压迫的各种症状。一旦肩胛上神经受嵌压，可表现为肩胛部及肩关节疼痛（易误诊为肩周炎），严重者将肩胛骨向前方移动即可引起疼痛，尤其在上肢内收横越胸前方时，其疼痛更为剧烈，这是肩胛上神经被拉紧的缘故。

39. 肩胛上神经嵌压症怎样治疗

用中药敷贴（温经通络膏、石氏伤膏）和中药内服（如软坚通络煎、舒筋活血汤等），均可根据病情轻重而选用。

40. 肩关节松动症是怎么样的一种疾病

近年来，肩关节松动症已被骨伤科学术界引起重视。肩于发育过程中，缺乏正常的力学刺激，使其发育不良，它的发育不良又使肱骨头得不到正常的力学支持，骨的变化反过来导致关节囊松弛，肩袖不能发挥有效功能并出现肩关节不稳定的松动症。多发于 20 ~ 30 岁的青年人，女性的发病率为男性的 3 倍。

41. 怎样知道患了肩关节松动症

一般情况下，肩关节活动只有超过了其生理限度才会产生酸痛，疲劳乏力，而当患上了肩关节松动症后，在正常的上举活动内就容易产生上述症状。医生检查患者肩部，用力向下牵引上肢，可肩峰下部及一凹陷。嘱患者肩部活动，各个方向活动度均较大。

42. 得了肩关节松动症怎么办

本病为筋骨发育性疾病，其治疗应以增强肌力，加强肩部练功为主，但亦要避免上肢过多负重，限制肩关节过度活动，以避免如肩关节脱位的发生。中医中药如温针、拔火罐、轻手法按摩均可采用。中医的补肾壮筋汤有补益肝肾、强壮筋骨之效。当归 6 克，红花 6 克，独活 6 克，狗脊 9 克，川断 9 克，桑枝 15 克，杜仲 9 克，党参 9 克，白术 9 克，炙黄芪 30 克，水煎服。

43. 肩手综合征如何进行诊治

肩手综合征为上肢自主神经功能异常引起的疼痛综合征。其临床表现为肩、手痛，手指肿胀，僵直。皮肤亮薄、干燥或多汗、发凉，指端发红，肩关节活动往往受限，但无局限性压痛。中医治疗鉴于络脉气血失和，治以理气活血、舒筋止痛，舒筋活血汤主之（方药见肩周炎治疗方法之活血通络法），还要加强患手的练功活动。

44. 肩胛骨弹响综合征是怎么一回事

肩胛骨弹响综合征，又称弹响肩胛，是指肩关节在某些运动中出现听得见的卡塔声或弹响，它不是独立的疾病，仅是一个症状，引起肩弹响的机制有两个：一则是肩关节在运动过程中出现暂时的半脱位，继而运动时又自行复位而出现的弹响声。二则是肩关节内或周围出现异常的软组织索条，如异常的肌肉或肌腱的异常，从骨突上滑过时，出现了弹响，本病的临床表现以肩部弹响为特征，且反复重现，日久可引起肩痛，但多不严重。

45. 如何处理肩胛骨弹响综合征

一旦出现肩反复弹响，须寻找弹响原因。亦可采用针灸、拔火罐、轻手法按摩及肩部练功等方法治疗。

46. 肩胛骨弹响综合征是如何引起的

肩胛骨弹响综合征是肩胛骨在运动过程中出现响声，不是一种病，而是一个症状。其引起的原因有多种，常见的有 3 种。

（1）骨质结构的变化，例如肩胛骨深面的外生骨疣。

（2）肌肉的病变。位在肩胛骨与肋骨之间的肌肉发生退行性变化，粗糙摩擦发出嘎嘎声。

（3）肩胛下滑囊炎。肩胛骨深面有三个滑囊：一个在前锯肌的深面；一个在前锯肌与胸侧壁上部之间；一个在肩胛骨下角处。若某一滑囊充血、水肿发炎，就可因摩擦而发出响声。

47. 肩胛骨弹响综合征的治疗方法是什么

肩胛骨弹响综合征，如肌肉病变、滑囊病变皆可以中医疗法、理疗为主，只要耐心接受治疗，就能收到良好的效果。

48. 小儿牵拉肩是怎么回事？如何手法复位

小儿牵拉肩是由于儿童卧扑于地，家长突然向上提拉手臂而导致肱骨头错位的牵拉伤。可采用肱骨头摇膀复位法：医者一手虎口握住肱骨头外，另一手握捏前臂稍加牵引，由前下向上再往后下方作360° 大圆摇膀，在高举转下之际猝闻很响的“格答”声，即刻患手举提如常（见图16）。

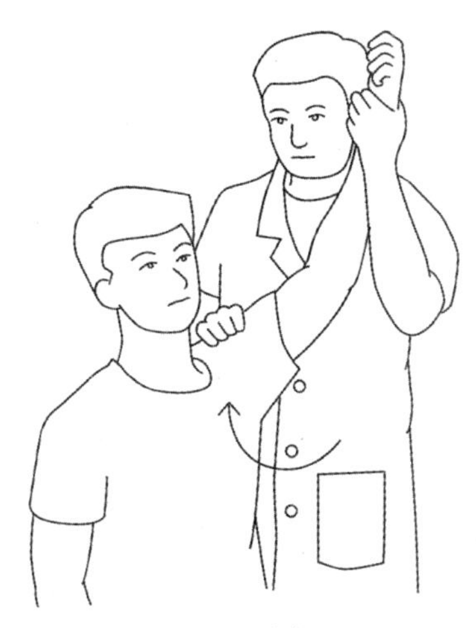

图16　摇膀复位法

49. 肩臂痛患者如何用气功来缓解疼痛

通过患者自己练习气功，促使内气运转，不断冲击病灶，使血脉逐渐疏通，以缓解症状，达到康复的目的。通常使用的气功为全息呼吸法的“冲气功”。患者把丹田之真气，从任脉运至天突穴或循督脉运至大椎穴，然后用连续冲击法，把气流引向肩部痛处反复冲击的方法。这种冲击功法，地点不拘室内外；姿式不论坐卧行；次数不计多少；时间自行安排，灵活主动，认真锻炼自有疗效。

50. 肩臂痛患者如何在饮食起居上进行保健

（1）在卧睡后不要露肩吹风，尤其在夏季炎热时，贪图凉快，电风扇吹不停，时日一久，必有后患。

（2）在饮食上可采用食疗，当归生姜羊肉汤和劳损风湿药酒。

当归生姜羊肉汤：当归15克，生姜15克，羊肉250克，参三七9克。先将羊肉洗净入锅，加入当归、生姜、参三七，再加适量水煮至羊肉熟烂，稍加黄酒、味精、盐等调味，适量食之。羊肉性温，能温肾助阳。配合当归、三七以活血舒筋，加姜酒以温经散寒。综合观本方，有壮阳暖肩臂、祛风寒、温通血脉之效。

风湿劳损药酒：当归9克，桂枝9克，细辛4.5克，威灵仙9克，淫羊藿9克，黄芪30克，黄精30克，杜仲9克，红花9克，伸筋草9克，赤芍12克，炙甘草6克，冰糖125克，白酒1000克，将药浸在酒中（夏季1周，冬季2周），每晚服一匙。酒性温，能温通血脉，御寒提神，少饮则血气和，于身体有益；多饮则耗精动血，对身体有害。

上述两则食疗方，对形寒怕冷的阳虚者兼有劳损风湿者颇相宜，但阴虚火旺者不可食之。

51. 肩臂痛患者如何进行自我保健按摩

在肩臂部进行自我保健按摩可以促进肩关节及其周围的血液循环，使关节腔滑液分泌增加，从而有助于肩臂疼痛的减轻，渐至消失。

具体操作共有五步：

第一步，揉摩肩髃法。将健侧手的劳宫穴，按在病侧的肩峰（对准肩髃穴），进行顺、逆时针按摩各30次，使肩部有灼热舒适感为度。

第二步，点按肩三穴法。将健侧手按在患侧三角肌处，拇、示、中三指对准肩三穴（肩髃、肩前、肩后），进行点、揉、拨等手法 2 ~ 3 分钟。

第三步，体后拉肩法。健侧手在背后握住患侧手腕部作牵拉后摆约 15 次。

第四步，托肘板肩法。患手搭在健侧肩部，健侧手托住肘尖，向上托牵 15 次（上两法旨在松解肩部筋络粘连，稍有疼痛，要忍耐操练）。

第五步，甩肩拍肩法。左手拍右肩，右手拍后背 15 次；右手拍左肩，左手拍后背 15 次，以放松肩臂筋络而收功。

52. 肩臂痛患者如何进行自我保健锻炼

肩臂痛患者最重要和最有效的自我保健要数自我锻炼一法。它既无服药之苦，又无扎针之痛，只要坚持锻炼，可防止和解除粘连、舒筋活血，改善局部血液循环，防止肌肉痉挛，促使肩臂疾患的早日康复。常用的锻炼方法有四种。

（1）蝎子爬墙法：患者两脚分开，正对或侧对墙壁站立，脚距墙小于上肢长度。患肩前屈或外展，让患侧五指扶于墙面，手指张开，垂直向上爬行，使肩关节尽量前屈或外展，直至高处后，再缓慢爬回原处，并做高度的记号，观察进程。前屈爬行和外展爬行交替进行，此法可增大肩臂前屈和外展的活动范围的功效（见图 17）。

（2）就地划圈法：患者在前俯位，将患侧肩臂作顺、逆时针划圈各 30 次，在锻炼过程中肩臂筋肉尽量放松、尽量舒张为佳。

（3）手拉滑车法：在墙上或门框上要安装滑轮一只，并穿进一绳，两端各系小木棍，上下拉动锻炼 30 ~ 50 次，健侧的手拉力大些，帮助患侧肩臂抬高，有利患肩高举活动的功能恢复（见图 18）。

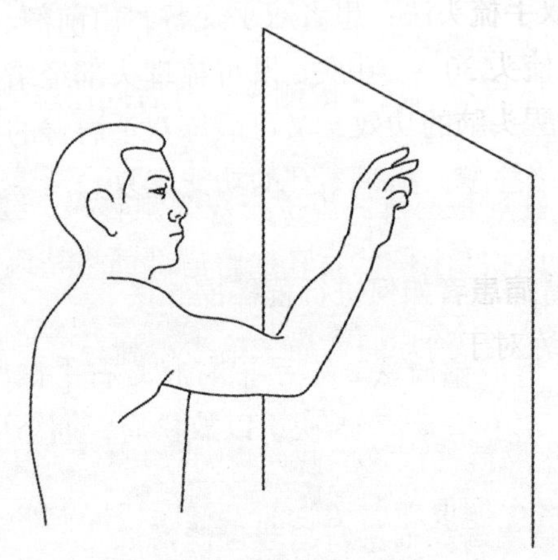

图 17　蝎子爬墙法

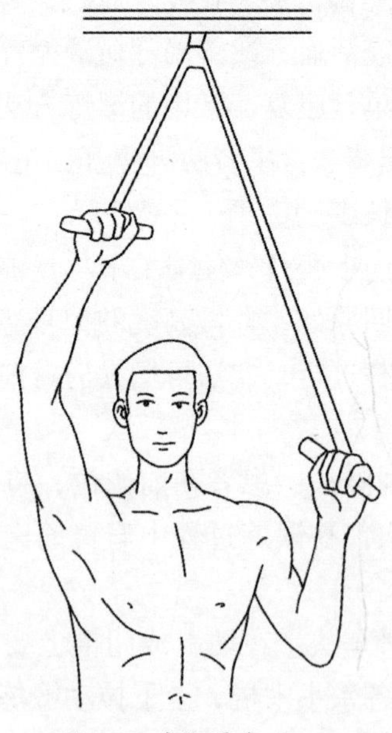

图 18　手拉滑车法

（4）双手梳头法：患者双手交替，由前额、头顶、枕后、耳后，往返梳头 30 ~ 50 次，既可梳理头部经络，促进气血运行，起到清醒头脑的功效，又可锻炼双手肩臂的抬举动作，有助于肩臂筋络痉挛，抬举不利的功能康复。

53. 肩臂痛患者如何进行棍棒操练法

棍棒操练对于治疗肩臂痛、抬举不利有着良好的效果。其操练法有 8 节。

第一节，反握托棍法。患者两脚分开，反托棍，自然下垂，手心朝前。双手握棍屈肘至胸前，继而托棍上举，手心向后，再下落至胸前，往返 8 次，以健侧带患侧，尽量上举，可改善患者的高举动作（见图 19）。

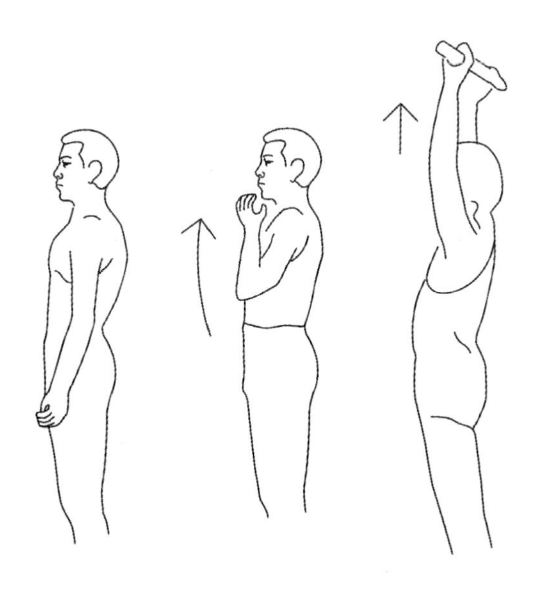

图 19　反握托棍法

第二节，举旗外展法。两手分握棍上下端，自然下垂。先在健侧（内收）推棍使患肢外展，似举旗一样，再向患侧（内收）推棍使健侧外展，这样左右举旗共做 8 次。有助于肩臂外展功能的恢复（见图 20）。

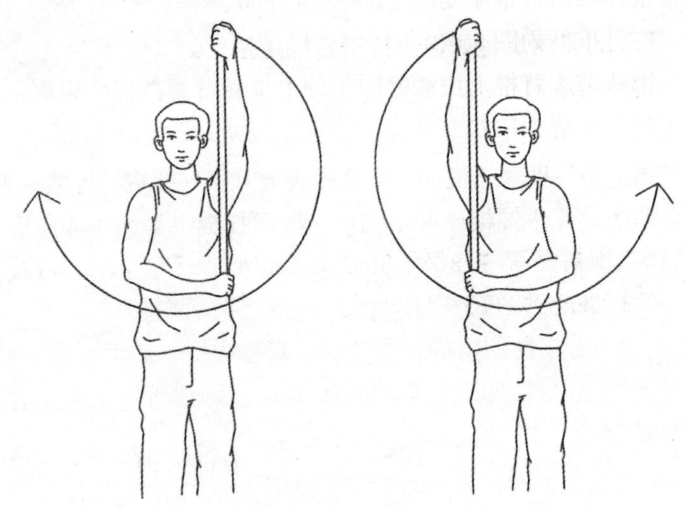

图 20　举旗外展法

第三节，背后伸提法。两手分握棍端于体后，双手持棍，使两臂尽量后伸，内旋，停留片刻，再放下，第二次向上提拉肘，双侧肩胛带尽量使之提起，然后还原放下，这样往返共做 8 次，有助于后伸、内旋功能的康复。

第四节，平推外旋法。两手平持棍，分握棍端，患肢屈肘紧贴于胸壁。健侧握棍之手用力向患侧平推棍，使患肩外旋活动，还原之，再平推患侧，共做 8 次，有助于患肩外旋功能的改善，注意患肢不宜离胸壁。

第五节，持棍轮转法。两手分握棍端，自然下垂。先向左摇棍一圈，然后再向右摇棍一圈，左右共做 8 次，以健侧带动患侧。

第六节，抓举压背法。两手分握棍端，自然下垂。双手抓住棍尽力向上举起，然后从头后下落至肩上，如此往返共8次。

第七节，左右推摩法。两手分握棍端，右足前跨一步。双手持棍作顺时针推摩划圈8次，然后右足退回，左足踏出一步，作逆时针推摩划圈8次。

第八节，背棍上挑法。两手分上下在背后持棍，患侧在背后，健侧拉棍下压状似挑担，使患肢后伸，还原，再重之，共做8次。

54. 肘臂痛有哪些疾病引起

（1）外伤性的疾病有小儿牵拉肘、肘后血肿。

（2）劳损性的疾病有网球肘、高尔夫肘、矿工肘。

（3）退变性的疾病有肘骨关节炎、肘骨化性肌炎、肘管综合征。

55. 小儿牵拉肘是怎么一回事

小儿牵拉肘又称小儿桡骨头半脱位（见图21A），为儿童特有的一种损伤，多发生于2 ~ 6岁，是小儿前臂被牵拉伤所致。多因幼儿在肘关节伸直时，腕部受到旋转性牵拉所致。如穿衣、走路跌倒时，腕部被家长握拉，使桡骨头从环状韧带处离开，而造成桡骨头半脱位（见图21B）。

56.怎样确诊为小儿牵拉肘

（1）患儿皆有牵拉外伤史。

（2）患儿前臂下垂于胸前呈半屈状，不能高举接物。

（3）检查患肢前臂不能作旋转活动，桡骨头处虽无肿胀，

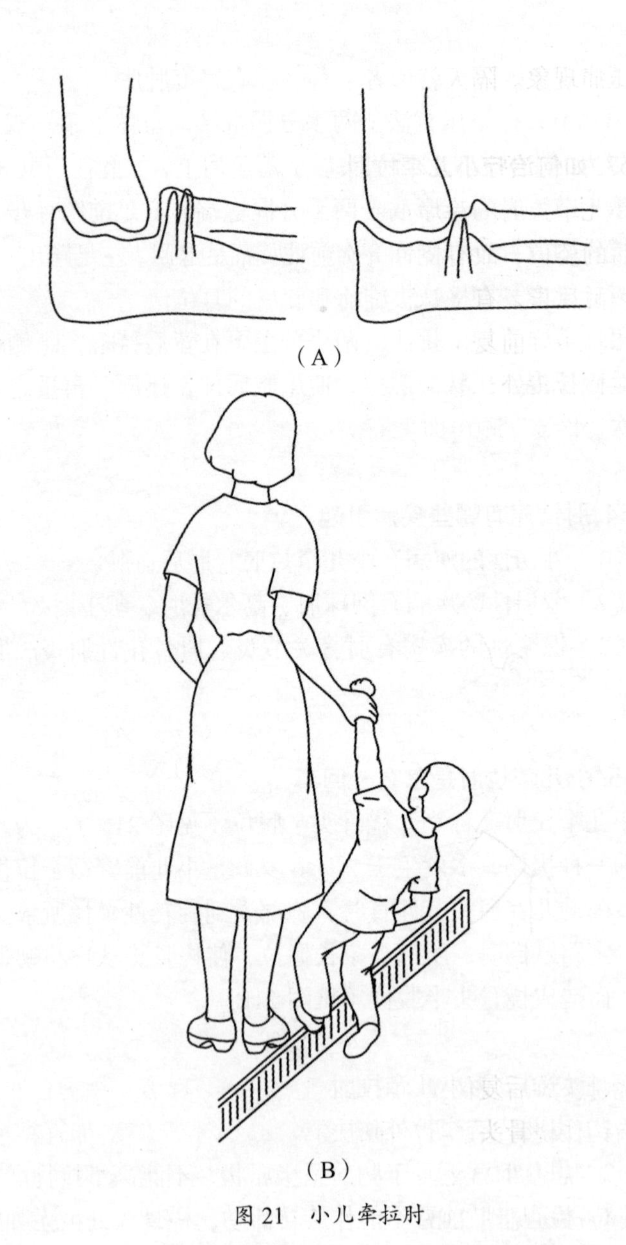

（A）

（B）

图 21 小儿牵拉肘

但有压痛现象。隔天就诊者手背往往有轻度肿胀。

57. 如何治疗小儿牵拉肘

小儿牵拉肘的治疗主要是手法整复。由于牵拉伤时有旋前或旋后的姿位，故有桡骨头旋前或旋后的半脱位（错位）。以手法拨乱反正，有桡骨头旋前和旋后的复位法。

桡骨头旋前复位法：患儿端坐在大人膝上，医者以一手拇指摸在桡骨头处，另一手握住患儿前臂作旋前牵引，如在拇指处觉有“格答”响声即告复位（见图22）。如上法未闻响声，再用下法。

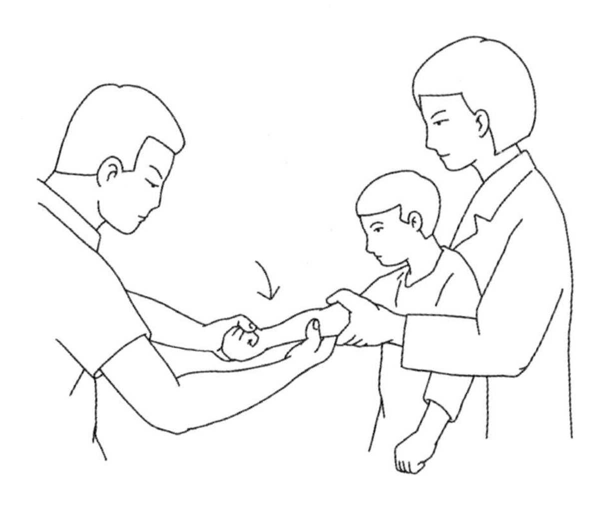

图22　桡骨头旋前复位法

桡骨头旋后复位法：患儿依上法端坐，医者一手握住肘部，以中指钩住桡骨头，另一手作前臂旋后牵拉，将肘伸直（稍用力一挺）（见图23A），然后再外旋上屈至肩部，即可闻“格答”复位声（见图23B）。

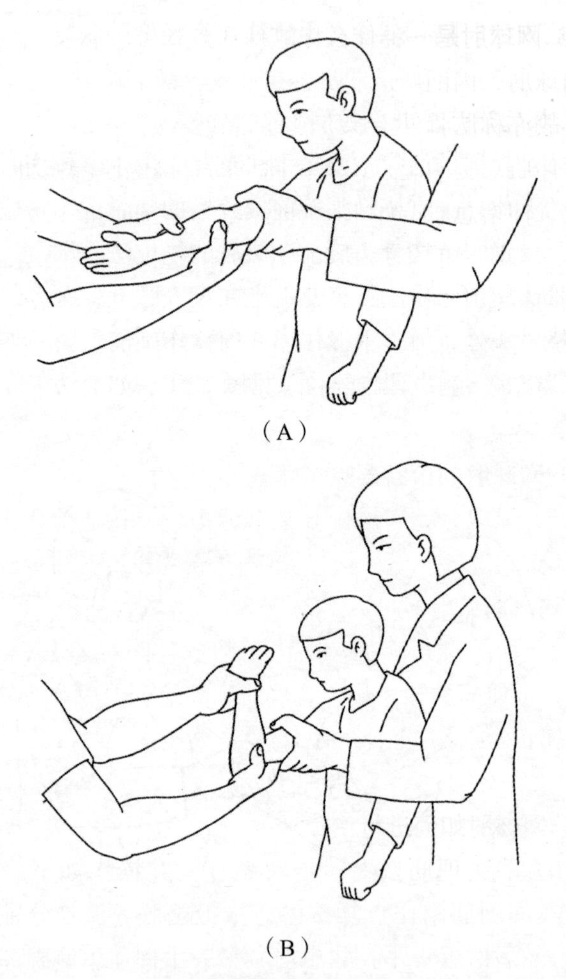

图 23　桡骨头旋后复位法

手法复位后，一般不用外敷药，只需用绷带屈肘悬颈吊 2 ~ 3 日，并嘱家长脱衣先脱健侧，穿衣先穿患侧，以免再次牵拉损伤。

58. 网球肘是一种什么样的病

网球肘，因网球运动员常患此疾，故名。其病变在肱骨外上髁，故亦称肱骨外上髁炎或称肱骨外髁骨膜炎。肱骨外上髁为前臂伸肌总腱的起点，走于此点的有桡侧伸腕长肌、桡侧伸腕短肌、伸指总肌、伸小脂固有肌、肱桡肌、旋后肌、尺侧伸腕肌。这些肌肉的功能是伸腕伸指、前臂旋后和协助屈肘。在这些运动过程中，肱骨外上髁处的肌腱筋膜均受到牵拉的影响。由于长期劳累，伸腕肌起点反复受到牵拉刺激，引起部分撕裂和慢性炎症或局部的骨膜增厚等变化。

59. 网球肘的诊断要点是哪些

（1）网球肘起病缓慢，必有劳损史，每遇劳累于肘臂外侧酸痛难忍。发作严重时，提重物、扭手巾等都感肘痛无力，甚至疼痛向前放射。

（2）局部检查：在肱骨外上髁处（即伸腕肌起点），多不红肿，但压痛明显，病久者伴肌肉萎缩，但肘关节伸屈旋转功能仍属正常。

60. 网球肘如何进行治疗

（1）手法理筋按摩，松解粘连。其操作如下：先在肘部痛点及周围筋肉作点揉按摩，推扳筋膜 3 ~ 5 分钟（见图 24A），然后医者一手托住患肘，另一手握住患侧腕部，作屈伸肘关节数次，最后作 Mill 氏手法，将腕屈曲，前臂旋前快速将前臂绕圈伸展，可闻外上髁骨的响声，即告粘连已松解，再搓揉肘臂，放松筋络而收功（见图 24B）。

（2）中药治疗：服活血舒筋止痛的中药，如舒筋活血汤或云南白药胶丸，每次 2 粒，日服 2 次，外贴石氏伤膏加黑虎丹、丁桂散，亦可用四肢洗方湿热熏蒸肘臂伤痛处。

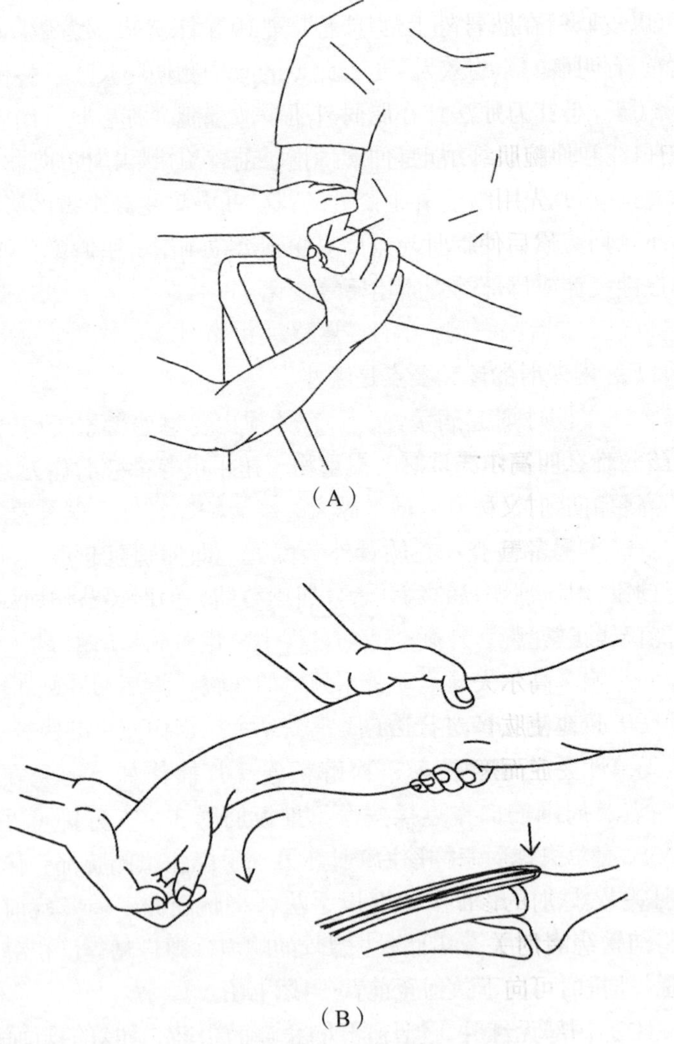

（A）

（B）

图 24　网球肘的手法理筋按摩

（3）针灸火罐疗法：取穴以压痛点为主，采用齐刺法，最痛点与周围四针，配合曲池、手三里，针后以艾条温灸之。亦可以皮肤针在肱骨外上髁压痛叩刺 10 余次，再拔火罐以放瘀血，有明显的止痛效果。

（4）小针刀疗法：在肱骨外上髁处常规消毒后，使小针刀刀口线和伸腕肌纤维走向平行刺入肱骨外上髁皮下，使针体和桌面垂直，先用纵行疏通剥离法后，再用切开剥离法，觉得锐边已刮平，然后使针身与桌面呈 45° 角左右，用横形铲剥法，使刀口紧贴骨面剥开骨突周围软组织粘连，再疏通一下伸腕肌、伸指总肌，旋后肌肌腱，出针。压迫针孔片刻，待不出血为止。最后以创可贴外贴，以防感染。

61. 什么叫高尔夫球肘

高尔夫球肘又称肱骨内上髁炎。本病较肱骨外上髁炎要少得多，因本病多患于高尔夫球运动员，故名。肱骨内上髁为桡侧屈腕肌、掌长肌、屈指髁肌、尺侧屈腕肌、旋前圆肌的起始部，每于前臂屈腕、外旋的活动过程中，皆对肱骨内上髁有着牵拉的影响。高尔夫球运动员，频繁的屈腕，长期的外旋屈伸运动，不断地使肱骨内上髁的腱膜受到牵拉损伤或小的撕裂，发生无菌性炎症而疼痛。

62. 高尔夫球肘怎样诊治

高尔夫球肘的诊断要点有以下两点：

（1）患者肘关节内侧骨突出处每于活动时疼痛，劳累后加剧，严重时可向下放射至前臂中段内侧。

（2）局部无红肿，但压痛明显，前臂作对抗性的旋前活动时，可引起局部剧烈疼痛。

本病的治疗可参考肱骨外上髁炎（网球肘）的治疗部分，因发病部位不同，治疗部位也随之不同，但治疗方药是相同的。

63. 矿工肘是怎么回事

矿工肘又称鹰咀滑囊炎，多发生于矿工，故名。

尺骨鹰咀滑囊有两个：一个位于肱三头肌肌腱与肱后韧带及鹰咀之间；另一个位于肱三头肌腱鹰咀附着部与皮肤之间，后者部位表浅，每在摩擦劳损后发生炎症肿胀积液。由于长期反复的摩擦、压迫，引起该部滑囊增厚，滑膜水肿充血，并纤维化增生、囊内积液增多而形成慢性滑囊炎。

64. 怎样诊治矿工肘

矿工肘的特征为尺骨鹰咀处酸痛，有一囊性突起，压痛不明显，按之有波动感。但对肘关节的活动影响不大。本病治疗以非手术治疗为主。

65. 腕痛有哪些疾病引起

（1）外伤性的疾病有牵拉腕、腕三角软骨损伤、舟状骨骨折、月骨缺血性坏死等。

（2）劳损性的疾病有桡侧伸腕肌周围炎、桡骨茎突狭窄性腱鞘炎、腕背腱鞘囊肿等。

（3）退变性的疾病有腕管综合征等。

66. 什么叫牵拉腕

牵拉腕是小儿腕尺桡骨节错位的俗称，又称“错腕”。其发病多因小儿腕骱被大人过度用力牵拉手部，导致腕骱骨错经的病变。

67. 牵拉腕如何诊治

（1）患儿必有手部被大人牵拉外伤史。

（2）患儿健手托住患处，不肯抬举接物。

（3）患腕肿胀不显，近腕尺桡骨处有压痛，腕关节活动受限。

（4）本病的治疗仅以手法整复即可。手法整复步骤：患者掌心向下，医者左手握住其前臂中段，右手拇指拿在腕背下尺桡关节处，余指握在腕掌处，在上下两手配合下作腕关节左右摆晃 3 次，最后在拔伸牵引下作掌屈背伸运动，闻响即示复位成功。

68. 桡侧伸腕肌腱周围炎是怎样发病的

对疑有腱鞘炎者进行擦音检查。插图说明前臂下端作为检查部位的理由（见图 25）。

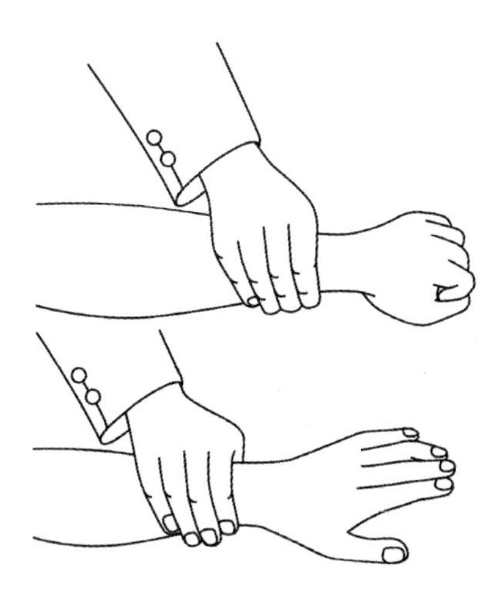

图 25　桡侧伸腕肌腱周围炎的检查

前臂桡侧伸腕肌群主要有桡侧伸腕长肌、桡侧伸腕短肌、外展拇长肌和伸拇短肌。在前臂背侧中下 1/3 处外展拇长肌和伸拇短肌从桡侧伸腕长、短肌上面斜行跨过，该处没有腱鞘，容易磨损而发生肌腱周围炎。该病多见于木工、砖泥工。在日常工作中，用力握物或提重物时，外展拇长肌、伸拇短肌和桡侧伸腕长肌、桡侧伸腕短肌，这两组肌群经常发生摩擦、劳损而形成慢性炎症。

69. 怎样诊治桡侧伸腕肌周围炎

本病起病较快，前臂中下段背桡侧骤起肿胀、疼痛、灼热、压痛，腕部活动受限，每于握拳时局部可感到捻发音。本病的治疗方法如下。

（1）中药敷服。外敷石氏三色膏、三黄膏、魏氏三圣散，急性期用纸板固定 1 ~ 2 周。

（2）手法理筋。待急性期过后，对外关、列缺、阿是穴等，采用点、揉、按摩等推拿手法。

（3）针灸：取穴外关、列缺、阿是穴，急性期过后可用艾灸，悬灸患处。

70.腕背腱鞘囊肿是怎么回事

腕背腱鞘囊肿发生在腕关节背侧腱鞘内的囊性肿物，内含淡黄色浓稠黏液，又称“腕筋结”，实际上并非肿瘤病变，多因劳累所致，无明显外伤的情况下发生的囊性肿块（见图 26）。

71. 怎样诊治腕背腱鞘囊肿

腕背腱鞘囊肿多见于中青年，尤其是女性多于男性，其肿

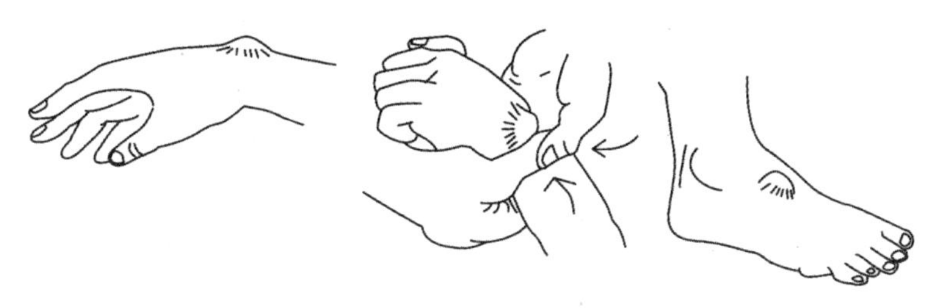

图 26　腕背腱鞘囊肿

块表面光滑，皮色不变，与皮肤不相连，肿块基底固定，按之有囊性感，微有压痛，其治疗方法有三种。

（1）手法散结。医者用拇指压住囊肿，向上方逆向推行即可破之。

（2）局部外敷石氏三色敷药加三黄膏或魏氏三圣散，并用一元硬币在衬垫的情况下压于囊肿原破碎处，以防复聚，为期 3 日，换药后可不必再压硬币。

（3）对囊壁厚者，用手法挤破有困难，可加针刺治疗。用三棱针刺入肿块，或用毫针在肿块中心作十字形交叉刺后，再用手法挤破肿块，治法同上，但外敷必须用消毒敷料加压包扎，以免复发。

72. 什么叫腕管综合征

腕管综合征是由于正中神经在腕管中受压，而引起手指疼痛麻木乏力为主的症候群。腕管系指掌侧的腕横韧带与腕骨所构成的骨 – 韧带隧道。腕管中含正中神经、屈指长肌腱和 4 个手指的屈指浅深肌腱组成（见图 27）。

73. 腕管综合征是怎样发病的

腕管综合征的发生是由于腕部外伤后引起腕横韧带增厚或

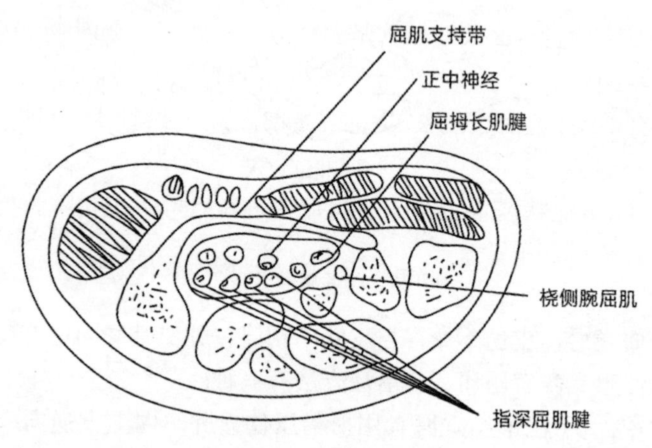

图 27　腕管横切面

腕管内各肌腱组织充血水肿，引起腕管内容物增大，致使腕管腔狭窄，正中神经受到挤压而出现症状，少数也由慢性劳损引起。

74. 怎样诊断腕管综合征

（1）主症是示指、中指、环指刺痛麻木，或呈烧灼样痛，握物无力，或端物偶有失手现象，每于劳累后或受寒着凉后疼痛加剧。

（2）局部检查：腕横韧带有明显压痛，或向背侧伸腕动作可使手指疼痛，麻木症状加剧。

75. 腕管综合征如何处理

（1）手法点揉按摩。先在局部外搽按摩乳后，在局部点揉按摩 5 分钟，然后医者用左手握住腕上，右手将患肢的 5 个手指向远端逐个拔伸，以发生响声为佳。

（2）中药治疗。外敷石氏三色膏、三黄膏、魏氏三圣散或外贴宝珍膏。必要时服软坚通络煎，头煎、二煎内服，第三煎外洗患处。

（3）针灸治疗：取穴大陵、内关、劳宫留针 15 分钟，并加艾条温灸。

（4）症状严重者经上述治疗无效者，可考虑切除腕横韧带，以松解压迫。

76. 什么叫弹响指

弹响指又名扳机指，全名为屈指肌腱鞘炎。多发生在拇指，亦发生在第 2、3、4 掌指关节处。本病每当手指屈伸之际发出弹响声，犹如扳动机枪，故名（见图 28）。

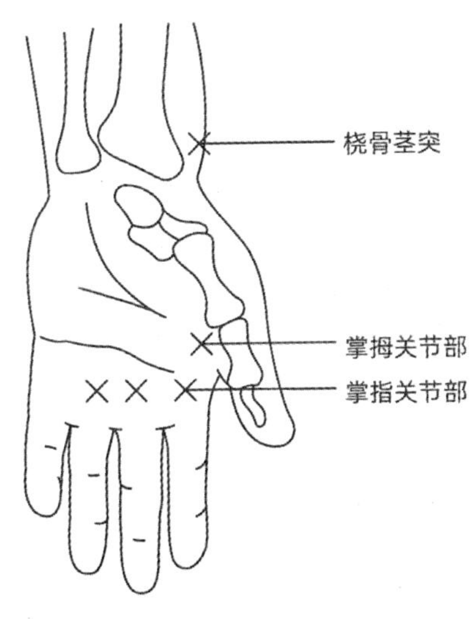

图 28　掌指关节图

77. 弹响指是怎样发病的

手指经常屈伸，使屈肌腱与骨性纤维管反复摩擦，发生局部充血水肿，继而纤维管变性，使管腔狭窄，屈指肌腱受压而变细，两端膨大呈葫芦状，每当屈指时，膨大的肌腱通过狭窄的纤维管时便发出手指的弹跳动作。

78. 弹响指有哪些临床特征

（1）患指不能屈伸，伸屈时疼痛加剧，并有弹响声出现。每于晨起，劳累后症状加重，休息或热敷后症状减轻。

（2）局部检查。在掌指关节处有明显压痛，并有肿大的结节。

79. 如何治疗弹响指

（1）手法治疗。点揉按摩 3 ~ 5 分钟。按摩时局部酸胀难忍，患者要承受。然后缓缓拔伸患指掌指关节。

（2）温针治法。取穴以结节压痛处，针后加艾炷温灸 3 次。

（3）挑割治疗。经上述治疗无效，可采用本法腱鞘松解术，以米粒状结节为中心，局封后用小针刀以平行于肌腱方向刺入结节部，深达骨面。先作切开剥离，再作纵行剥离，如弹响消失，手指活动正常，则提示腱鞘已切开松解，然后以消毒纱布加压包扎。

80. 类风湿关节炎是一种什么样的疾病

类风湿关节炎简称“类风关”，为一种慢性或急性发作的多发性关节疾患，是一种全身性的胶原纤维病。病变涉及关节的各种组织，包括软骨、滑膜、肌腱等。早在三百年前，明代王肯堂《证治准绳》中云：“两手十指，一指痛了一指痛，痛后又肿，骨头里痛……”这是类风湿关节炎的古代文献记载，中医归为痹病范畴。

81. 类风湿关节炎是怎样发病的？中医如何辨证分型

类风湿关节炎初发病时关节肿胀，继而肌肉萎缩，关节挛缩活动障碍，最后发生关节畸形，僵硬强直，其病理过程由渗出期到增殖期。中医认为本病是一种风寒湿邪侵入人体关节，使经络闭阻的疾病——痹病。古人把痹病分为三种：疼痛而游走者称行痹；急性发作而疼痛剧烈者为痛痹；疼痛固定不移者称着痹。这三种痹总称为风寒湿痹。又有素体阳盛，内有郁热，复感风湿之邪，发为风湿热痹。因此，中医辨证为风寒湿痹和风湿热痹两种。

82. 类风湿关节炎的临床特征是什么

（1）晨起手指关节僵硬。

（2）关节肿胀疼痛或压痛多数呈对称性。

（3）有皮下风湿结节。

（4）有典型的风湿样改变：早期检查稍有关节附近软组织肿胀及骨质疏松，当关节大量积液时，关节间隙可增宽。中期检查可见关节面皮质变薄，或发生部分骨缺损，继之软骨面破坏而关节间隙变窄，后期则软骨完全消失，形成纤维性或骨性强直。

83. 中医如何治疗类风湿关节炎

（1）中药疗法。①风寒湿型：雷公藤 15 克（先煎），制草乌 9 克，毛冬青 9 克，淫羊藿 9 克，乌梢蛇 9 克，全蝎 3 克，马钱子 1 克，威灵仙 9 克，青皮 9 克，陈皮 9 克，茯苓 12 克，虎杖 12 克，蜈蚣 2 条，生甘草 9 克，水煎。头两煎内服，第三煎熏洗患处，②风湿热型：金雀根 15 克，虎杖 15 克，忍冬藤 15 克，汉防己 9 克，赤芍 20 克，生甘草 9 克，天龙 2 克，地龙 9 克，全蝎 3 克，车前子 30 克（包煎），赤小豆 30 克，水煎服。

（2）温针疗法。取穴以曲池、手三里、外关、阳池、阳谷、阳溪、外劳宫、八邪等穴，针后以艾炷温灸之。

（3）按摩疗法。先在患处搽以解痉镇痛酊、按摩乳后，以点揉按摩及手指小关节的捻法治疗 3 ~ 5 分钟，使局部有温热感，最后拔伸各个手指关节，以舒通筋络，起到活血祛风止痛的功效。

（4）饮食疗法。四蛇酒为目前本病常用的食疗法，疗效较好，颇受患者欢迎。乌梢蛇 1 条，赤练蛇 1 条，蝮蛇 1 条，金钱白花蛇 1 条，白酒 1500 克，冰糖 250 克。将蛇依《药典》规范处理后，浸在酒中，1 个月后启封饮用。蛇在类风湿关节炎的食疗中占首位，蛇酒剂型很多，如三蛇酒、303 蛇酒、蛇虫酒等。本方取常用的四种蛇浸酒而成。方中乌梢蛇性平、味甘，《开宝本草》云其治诸风顽痹，皮肤不仁，有祛风通络之功。赤练蛇，《本草纲目》云其红黑节节相间，俨如赤练、桑根之状，不甚毒，取其小毒攻其湿毒也。蝮蛇性温，味甘有毒，以毒攻风毒也。金钱白花蛇，乃银环蛇的动体，性温，味甘咸，有毒。其成分含蛋白质、脂肪、皂苷。其药理有镇痛和扩张血管的作用。对风湿痹痛有透骨搜风的功效。综上所述，该四蛇与酒配伍，其祛风湿通血脉之力更宏，以蛇毒攻其湿毒之顽症也。

腰背部疾病

84. 外伤导致的腰酸背痛常见的有哪几种

外伤有急性和慢性两种，急性直接暴力碰撞损伤，轻则腰背挫伤，重则腰椎横突骨折，肾区挫伤见尿血者，恐有肾挫伤。由高处坠下的损伤多见胸腰椎压缩性骨折。亦有体位不正，卒然闪错而发生急性腰肌扭伤或腰椎后关节紊乱者。慢性扭伤或劳损，多见于不良体位的操劳者，如翻砂工人、搬运工人，多发生斜方肌劳损、菱形肌劳损和腰肌劳损。驾驶员及伏案工作者，长期坐着操劳，亦易发生腰椎间盘突出症，这是因为坐姿时其腰椎间的负重力比立位时腰椎间负重力大的缘故。

85. 先天性和发育性所引起的腰酸背痛有哪几种疾病

腰骶部是脊柱重力的枢纽，其结构薄弱，易导致下腰痛。常见的先天性和发育性的疾患有隐性脊椎裂、腰椎骶化、骶椎腰化、脊柱侧弯症、半椎体、椎管狭窄症等。这些患者，往往在发现先天性疾患后，其腰痛发作也就频繁和严重起来，恐与精神因素有关。因此，此类患者除平时需注意姿位（如儿童脊柱侧弯）外，还应对此类疾病有个正确的认识，消除精神负担。

86. 炎症性腰酸背痛有哪些疾病

一般而言，炎症有三种不同的情况：一种为化脓性感染，如化脓性脊髓炎等；第二种为特异性感染，如腰椎结核；第三种为非特异性感染，如强直性脊柱炎。这三种炎症的发病机制、临床表现和治疗方法截然不同的，其中化脓性脊髓炎的炎症感染较为严重；腰椎结核较难治疗；强直性脊柱炎，其脊柱犹如一根枯凋的弯树干，给患者带来极大的苦难。

87. 脊柱退变会导致哪些腰酸背痛的疾病

脊柱退变导致的腰酸背痛与年龄递增有关。中医认为女子“四七筋骨坚，五七发始堕”，男子“四八筋骨隆盛，五八肾气衰，发堕”，提示女子从35岁后，男子从40岁后，人体开始进入衰退期。人站立后腰椎经常处在负重状态，过多活动会加快其退变的发展。在脊柱退变中，以颈椎、腰椎最早出现退变，开始于椎间盘，接着是前纵韧带，后纵韧带及小关节相继出现骨质增生。退变以后，引起腰椎不稳，导致压迫和刺激腰部神经而引起下腰痛。常见的脊柱退变疾患有颈椎病、腰椎病、老年性骨质疏松症、退变性椎管狭窄症等。

88. 因肿瘤疾患引起下腰痛的有哪些疾患

下腰痛因肿瘤疾患引起的有原发性肿瘤和转移性肿瘤两种。原发性肿瘤如骨巨细胞瘤、血管瘤、骨软骨瘤；转移性肿瘤，常是原发性肿瘤邻近骨骼受到侵犯所致，如乳腺癌转移至胸椎，前列腺癌转移至腰椎、骶骨等。肿瘤性腰痛其特点是疼痛呈持续性进行性加剧，夜间疼痛加重，服止痛片往往无效。若肿瘤范围继续扩大，压迫脊髓马尾及神经根产生腰腿痛，晚期可导致瘫痪。

89. 因腹部及骨盆腔疾患引起的下腰痛有哪些疾病

泌尿系统的肾盂肾炎、肾结石等可引起腰痛，妇科疾患如子宫移位、痛经等可引起下腰痛，尿路感染等亦能引发下腰痛。这些疾患的确诊，必须依靠理化实验检查。

90. 肩胛骨内侧吊筋痛是什么疾病

肩胛骨内侧吊筋痛常见于菱形肌劳损。因为菱形肌起始于第 6、7 颈椎和第 1~4 胸椎棘突，其肌纤维呈水平方向斜向下外方而抵止于肩胛骨的脊柱缘。其上部名为小菱形肌，下部名为大菱形肌（见图 29）。

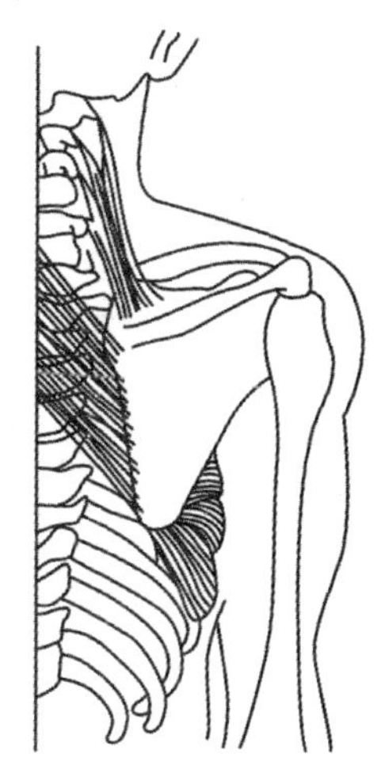

图 29　菱形肌

91. 菱形肌劳损是什么样的疾病

菱形肌劳损的发病多因急性扭伤或慢性劳损，引起该肌肉组织充血、水肿、痉挛，直至粘连，使其筋脉气血不通，不通则痛。

其诊断主要依据三点：

（1）急性外伤或慢性劳损史。

（2）肩背牵制疼痛多在肩胛骨内侧。

（3）局部有明显的压痛，且有条索状触感。

92. 中医如何治疗菱形肌劳损

（1）针灸疗法：因肩胛骨内侧针刺不慎，容易引起气胸，故以梅花针扣刺 10 余次，然后用火罐拔出瘀血，患者往往顿觉局部轻松。

（2）手法理筋：先在局部压痛点上滚按点揉，以放松痉挛的肌筋，然后用拇、示、中三指从下往上提拿菱形肌 3 次（肩部在外展后伸的姿位下进行），以听到“格格”响声为佳（见图 30A~ 图 30C）。最后以拇指点揉，掌根轻揉放松肌筋痉挛而止（见图 30D、图 30E）。

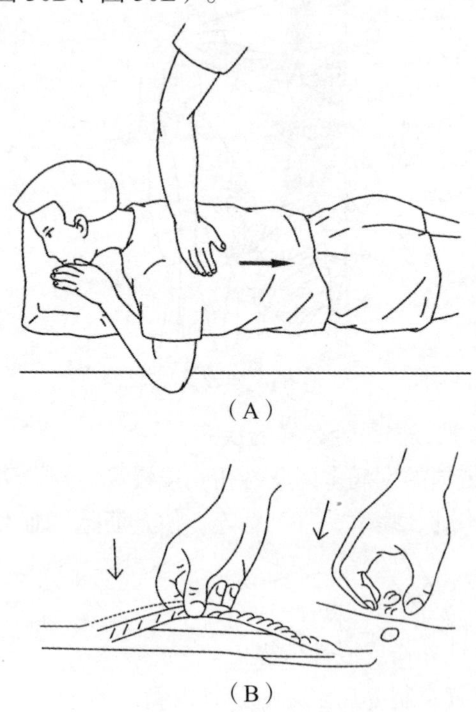

（A）

（B）

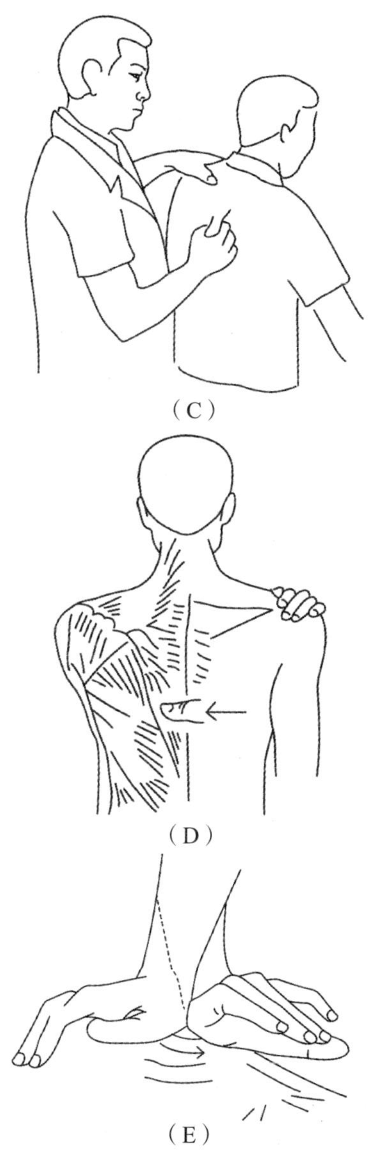

图 30　菱形肌劳损的手法理筋

（3）中药敷服：外用狗皮膏加丁桂散，内服舒筋活络丸，每次 1 颗，日服 2 次。

93. 闪腰岔气是怎么回事？怎么预防

闪腰岔气是急性腰扭伤的俗称。腰椎为脊柱负重最大的关节，支持着人体上半身的重量，能作各个方向的运动，它在身体各部运动中起着枢纽作用，又为日常生活中活动最多的部位之一，因此腰部易引起扭伤而发生腰痛。一般为突然遭受间接暴力所致（如搬运重物时用力过度，或体位不正的情况下突然闪扭，都能引起腰部急性扭伤）。伤后岔气不通，血行受阻，不通则痛，故见腰部剧烈疼痛等症。

闪腰的预防：损伤性腰痛，俗称闪腰，是危害劳动人民身体健康和影响劳动力的常见病、多发病，要积加以预防。

（1）闪腰常发生于体力劳动中，由于劳动姿势不正确，用力过大而引起腰部损伤。所以要采用正确的弯腰姿势，如抬扛重物时，先下蹲再起立，切勿直立弯腰而起，以免引起闪腰。

（2）在劳动前和劳动间歇积极做好保健操，这样，可使腰肌在劳动前就处于良好的适应状态，在劳动中也可减轻肌肉疲劳的程度。从事长时间弯腰劳动的人员，如翻砂工人、农民在插秧时，应在劳动间歇适当活动腰部，如作屈伸腰、转体等运动。

（3）腰肌力量较弱者，参加体力劳动时，可用阔腰带保护腰部。在平时要加强腰部力量的锻炼，如两手擦腰早晚各做 30 ~ 50 次（见图 31），两手攀足早晚各做 10 次（见图 32），这对于慢性腰痛患者也有预防复发的作用。

（4）如闪腰后，要及时医治，以防拖延成慢性，腰部也不要浸冷水，以免寒湿入络而成风湿腰痛。

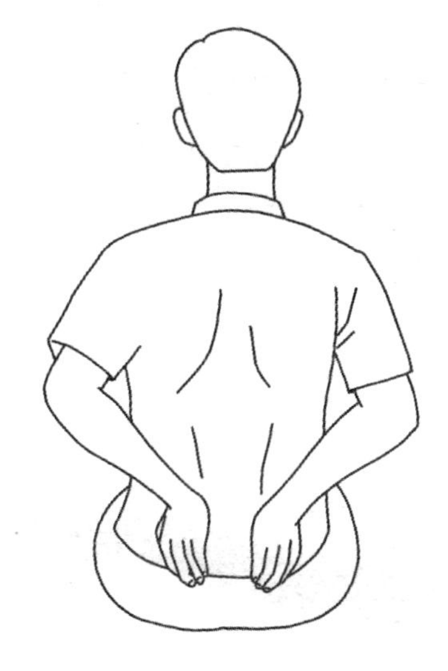

图 31　两手擦腰

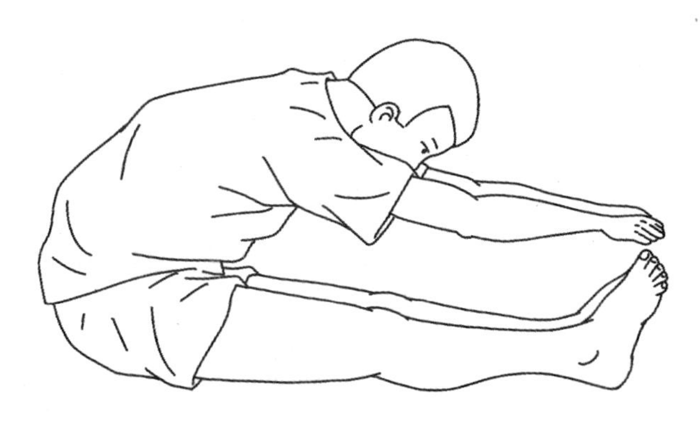

图 32　两手攀足

94. 急性腰扭伤的诊断要点有哪几点

急性腰扭伤多发生在腰骶关节、两侧骶棘肌及骶髂关节（见图 33）。

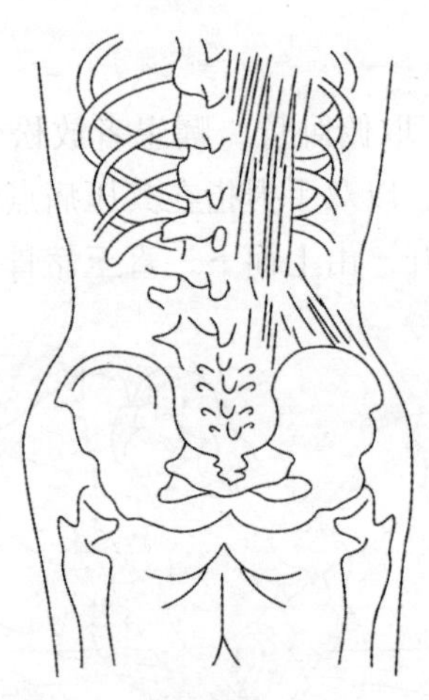

图 33　腰部关节

腰髂关节是脊柱的枢纽，骶髂关节是躯干和下肢的桥梁，身体的重力和外来的冲击力都集中在这些部位，故受伤的机会较多。至于骶棘肌扭伤，那是因为脊柱在屈曲时，腰部两侧的骶棘肌呈收缩状态，以抵抗体重和维持躯干的姿位，如果闪扭外力过大即可发生骶棘肌牵拉伤或撕裂性损伤。诊断急性腰扭伤主要依据如下三点。

（1）多有负重或闪扭伤史，疼痛剧烈，呈持续性。

（2）伤后患者躯体俯仰转侧活动受限，严重者竟不能下地站立行走。

（3）伤处肿胀不显，但压痛明显。压痛在腰阳关（腰骶关节）为腰骶扭伤；压痛在腰眼穴（两侧骶棘肌）为腰肌扭伤；压痛在秩边穴（骶髂关节）为骶髂关节扭伤。

95. 如何治疗急性腰扭伤

（1）手法理筋：手法有推扳、扳腿、斜扳，总称为三扳手法。

1）推扳手法：取俯卧位，嘱患者放松全身肌肉，医生站在患者腰痛之对侧，以双手拇指在其压痛点的上方，自棘突旁把骶棘肌向外方推开，由上而下，直至髂骨后上棘。如此手法往复3遍（见图34）。

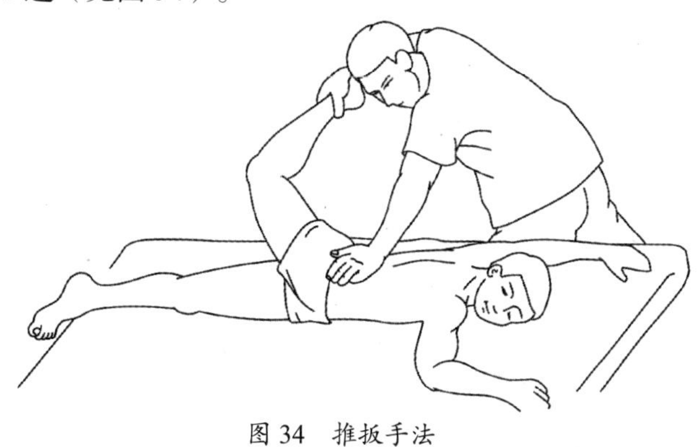

图34　推扳手法

2）扳腿手法：患者俯卧，医者一手掌按患处，另一手拨拉患肢向后上方提晃，第三次重拉，可闻“格答”一声（见图35）。

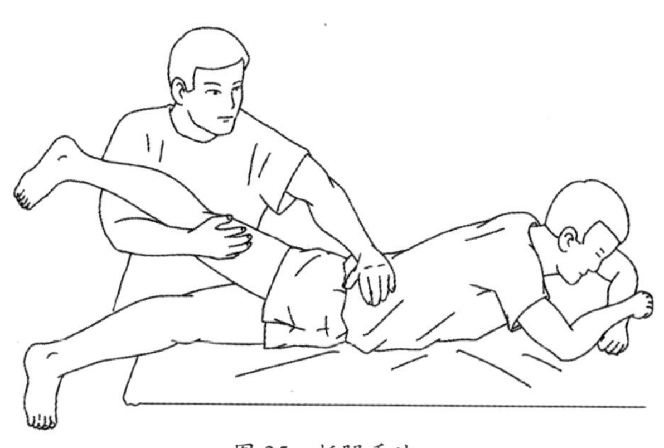

图35　扳腿手法

3）斜扳手法：患者侧卧，面向医者，屈其上腿，伸其下腿，然后医者一手按肩前部，另一手按臂部，二手作相反方向斜晃，第三次重扳，亦可闻“格答”之声（见图36）。

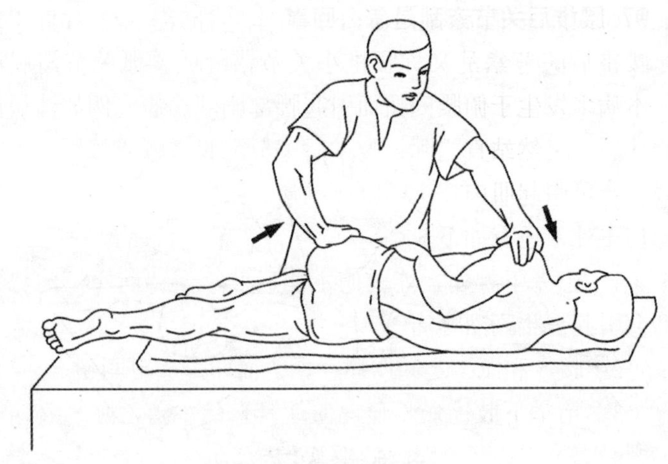

图36　斜扳手法

（2）中药敷服：外贴石氏伤膏加丁桂散。

（3）内服损腰汤：桑寄生10克，狗脊10克，杜仲10克，川楝子10克，延胡索10克，当归10克，桃仁15克，香附10克，大茴香5克，青皮5克，陈皮5克，水煎服。

96. 腰扭伤后如何进行饮食疗法

腰部扭伤可以配合饮食调息，以利气和络，固腰息痛，投鳊鱼损腰汤主之。鳊鱼1条（去鳞及内脏），大茴香3克，香附6克，延胡索9克，桃仁6克，杜仲6克，狗脊6克，橘皮6克，生姜5片，葱白5根，黄酒30克。先将损腰汤加水煎，去渣留汁，加入洗净的鳊鱼，姜、葱、酒煮熟，主食其鱼肉，稍饮其汤。鳊鱼性温味甘，含多种氨基酸、铁、磷、维生素

B_1、维生素 B_2 等，有调气利络、化湿宽中的功效。石氏伤科减味损腰汤有通络固腰、调气止痛的功效。

97. 腰椎后关节紊乱是怎么回事

腰椎后关节紊乱又称腰椎小关节错缝或腰骶关节滑膜嵌顿。本病多发生于俯腰闪扭而引起腰部剧烈疼痛。例如清晨前俯刷牙后，突然站直之际，腰椎后关节滑膜嵌顿或腰椎小关节错缝，皆可引起肌肉痉挛性腰骶剧痛。诊断这一疾病，除了有闪扭伤史外，还有如下 3 个特征。

（1）患者下腰痛，能前俯不能后仰，保持前屈位姿势，后仰会引起下腰剧烈疼痛。

（2）腰 5 和骶 1 之间压痛存在，而叩击痛更剧烈。

（3）抬举下肢疼痛不显，但让其自然下落之际，疼痛明显加剧。

98. 什么手法可以整复腰椎后关节紊乱

腰椎后关节紊乱发生后一定要以手法合缝正复治疗，采用的手法以背法为佳。其中药敷贴参考急性腰扭伤部分。背法有侧背法、反背法和正背法，但以反背法为最常见。

反背法操作如下：先使患者站立，与医者背对背，医者两肘勾住患者两肘部，将患者背起，嘱患者全身放松，将患者腰骶部颠簸震动（见图 37A），然后医者先屈两膝，再两膝猛然伸挺，同时医者用尾骶部稍用力顶住患者腰部，使嵌顿的滑膜分离或错缝的小关节复位。复位后患者剧痛顿即缓解，肌肉痉挛消失（见图 37B）。

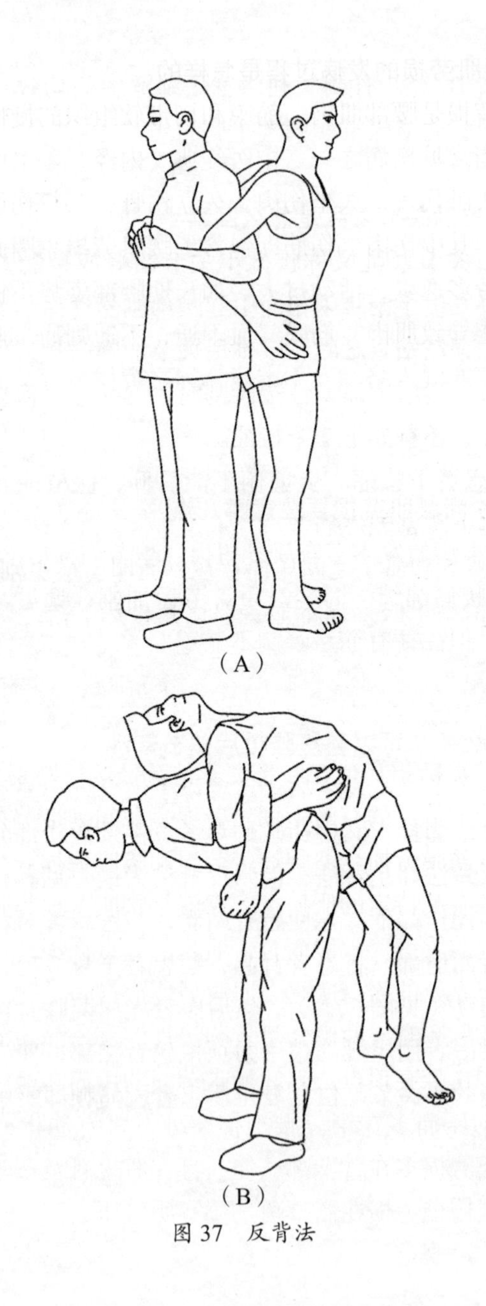

（A）

（B）

图 37　反背法

99. 腰肌劳损的发病过程是怎样的

腰肌劳损是腰部肌肉、筋膜和韧带软组织的慢性积劳性损伤，是腰痛常见疾病之一。中医经典《内经》一书中云："久视伤血，久卧伤气，久坐伤肉，久立伤骨，久行伤筋，是谓五劳所伤。"其中伤肉、伤筋即包含了腰肌劳损。因此本病的发生都由于劳多逸少，活动过大，如长期腰部姿势不良或长期弯腰工作皆能导致肌肉、筋膜气血不通，不通则痛。此外，还有坐卧湿地，寒湿入络并发于本病，称之劳损风湿，其病更为难治也。

100. 诊断腰肌劳损要注意哪几点

（1）本病的发生多有反复扭损、积劳伤损史。

（2）腰痛绵绵，时轻时重，劳后加剧，逸后减轻，腰部活动尚可，但往往有筋络牵制不舒感。

（3）局部压痛明显，且多有筋粗筋强感，或有筋膜擦感。

101. 腰肌劳损如何与腰部的其他劳损进行鉴别

腰部劳损常见的有棘上韧带劳损、棘间韧带劳损、腰背筋膜劳损、臀筋膜劳损、髂腰韧带劳损和腰肌劳损 6 种。腰部各种劳损，各有其特定的压痛点，这就是腰肌劳损与腰部其他劳损进行鉴别的关键。一般而言，肌腱起止点伤损作痛最剧，肌肉和肌腱交界处的疼痛次之，肌腹处伤痛最轻。腰肌劳损的压痛点在腰部的一侧或两侧，呈较弥漫性深部压痛。而棘上韧带劳损压痛多在棘突顶点；棘间韧带劳损的压痛在棘突间；腰背筋膜劳损的压痛多在第三腰椎横突处，每有筋粗或伴筋膜擦感；臀筋膜劳损多在臀上部压痛，且在肌表触及条索状的较硬结节；髂腰韧带劳损在髂腰角部位有明显压痛。

102. 腰肌劳损有哪些治疗方法

（1）手法理筋，其三扳手法的操作过程参见急性腰扭伤治疗篇。

（2）中药敷服：内服《伤科大成》补肾活血汤。熟地黄 15 克，山茱萸 9 克，枸杞子 9 克，杜仲 9 克，补骨脂 9 克，菟丝子 9 克，肉苁蓉 9 克，当归尾 9 克，红花 6 克，没药 6 克，独活 6 克，加水煎服。外贴石氏伤膏加丁桂散。

（3）针灸火罐疗法：腰肌劳损取穴以大肠俞、腰眼俞为主穴；腰骶劳损以腰阳关为主穴；骶髂劳损以秩边为主穴，配合委中、承山等穴。针后加艾灸、拔火罐。

103. 腰部劳损发病很普遍，有何补肾固腰的食疗方法

慢性腰痛以劳损为多见，其发病多因疲劳过度、肝肾不足、筋骨失养所致。中医的补肾固腰食疗方法正合病机，临床常用的有腰花杜仲汤：猪肾 2 只（去白筋），杜仲 9 克，当归 6 克，黄芪 15 克，补骨脂 6 克，肉苁蓉 6 克，乳香 6 克，葱白 5 根，生姜 5 片，黄酒 30 克。先将减味杜仲散中药加水煎，去渣留汁，加入洗净的腰花片、葱、姜、酒等调料煮熟，主食腰花，稍饮其汤。方中猪肾性平、味咸，有益肾气、补虚损之功。《别录》云其调补肾气，通利膀胱。配合魏氏伤科验方杜仲散（减味）有补肾固腰、活血止痛之功。

104. 有哪些疾病可引起腰腿痛

腰腿痛即坐骨神经痛，有狭义的受寒性坐骨神经炎引起，亦有机械障碍所引起的坐骨神经痛，常见的有七种疾病引起：腰椎间盘突出症、黄韧带肥厚、腰骶骨畸形、变形性脊椎症、脊椎结核症，局限性粘连性脊髓膜炎、脊髓马尾肿痛。

105. 腰椎间盘突出症是怎样发病的

腰椎间盘突出症是纤维环破裂，以致髓核突出压迫神经根引起的腰腿痛的病症，是腰腿痛中常见病因之一，好发于 20 ～ 50 岁的青壮年，男性多于女性。椎间盘的纤维环通常在什么情况下容易发生破裂？我们知道椎间盘由纤维环、髓核、软骨板三部分组成。当腰部突然在一定位置上椎间盘内产生一种爆发力——例如卒然喷嚏或咳嗽或大便时迸气，作用于绷紧的纤维环上使之破裂，髓核被挤出，压迫神经根，人随着年龄递增，筋骨退变显著时，纤维环弹性减弱，即使轻微的损伤亦能导致纤维环破裂而发生髓核突出。

106. 腰椎间盘突出压迫神经根，为什么不是麻而是痛

腰椎间盘突出症急性发作期在临床上的表现不是腰腿麻木，而是明显的腰腿疼痛，这是因为神经根受机械性压迫后，伴随而产生的椎静脉瘀血及无菌性炎症刺激的结果。当然，腰椎间盘突出症延误至慢性期乃至晚期，仍可出现下肢不同程度和部位的麻木感。

107. 腰椎间盘突出症多发生在哪一个椎间隙

腰椎间盘突出症多发生在 4 ～ 5 间隙。这是因为，我们从脊柱的生物力学原理得知，人在站立时，躯中的重力集中在腰椎 4 ～ 5 间隙，故腰椎 4 ～ 5 间隙发病率最高，其次是腰 5 骶 1 之间。

108. 诊断腰椎间盘突出症的八大特征是什么

（1）一般都有外伤史。

（2）腰痛伴有下肢放射性疼痛，且每于咳嗽或大便用力

时，因椎管内压力增加而疼痛加重。

（3）脊柱侧突，多侧患者突向患侧，少数突向健侧。

（4）病变突出部位有明显的压痛点，重压可向下肢放射。

（5）直腿抬高运动受限，加强试验阳性，屈髋屈膝伸腿试验阳性。

（6）下肢有麻木区，小腿前外侧及足背麻木，提示腰椎 4 ~ 5 椎间盘突出。小腿后外侧及足底麻木，提示腰 5 骶 1 椎间盘突出。

（7）下肢肌力减弱：伸踇趾肌力减弱，提示腰 4 ~ 5 突出。屈踇趾肌力减弱，提示腰 5 骶 1 突出。

（8）肌腱反射异常：膝反射异常提示腰 3 ~ 4 突出。跟腱反射异常提示腰 5 骶 1 突出。

109. 腰椎间盘突出症的治疗方法有哪些

腰椎间盘突出症的治疗方法以中医治疗为主，包括骨盆牵引，手法整复，中药内服，外敷熏洗等。多数患者可采用非手术疗法而获得良好效果。

110. 什么样的腰椎间盘突出症需要手术治疗

腰椎间盘突出症的手术适应证：①经半年以上非手术治疗效果不佳者；②中央型髓核突出者；③有明确的神经根传导功能障碍，肌力明显减弱或有马尾受压，出现大小便功能障碍的患者。

111. 腰椎间盘突出症患者如何进行骨盆牵引

骨盆牵引为腰椎间盘突出症综合治疗的首选方案（见图 38）。

牵引时采用头低脚高位（倾斜约 20°），每侧用 5 ～ 10 千克重量持续牵引 1 个月。近年来，亦有采用髋膝半屈位牵引，可使腰椎放平，牵引力较有效地均匀分布，增加椎间空隙，减少神经根的压迫，特别是对于后纵韧带下突出时有助于髓核回纳。

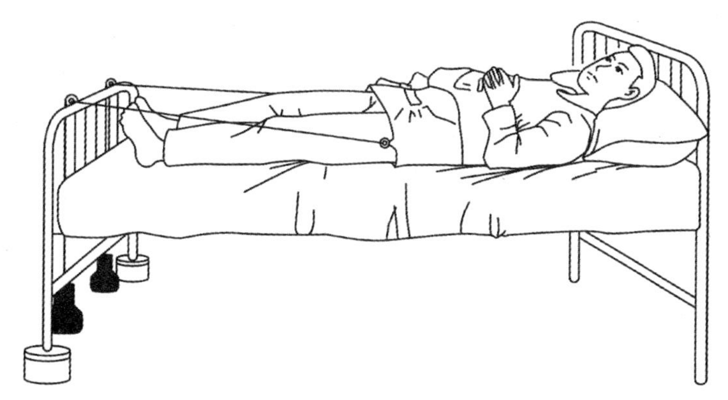

图 38　骨盆牵引

112. 临床最有效的腰椎间盘突出症的手法整复是什么

目前临床常采用的是三步六法。仰卧位的拔伸牵引、屈髋旋转、悬足压膝；侧卧位的扭腰斜扳、提腚后扳；俯卧位的牵引按颤。

（1）拔伸牵引：有条件的可采用电子牵引床进行牵引 15 分钟，重量为 15 千克。一般需要助手两人，一人两手握住两踝，另一助手拉腋下，两端对抗牵引 3 ～ 5 分钟，最后两端密切配合，用猛力拉三下，以增加椎间间隙，有利于髓核的回纳和移位（见图 39）。

（2）屈髋旋转：医者一手握在膝部，另一手握在踝部，将患肢屈髋屈膝至极度，揿压髋部，先顺时针旋转 5 圈，再逆时针旋转 5 圈（见图 40）。

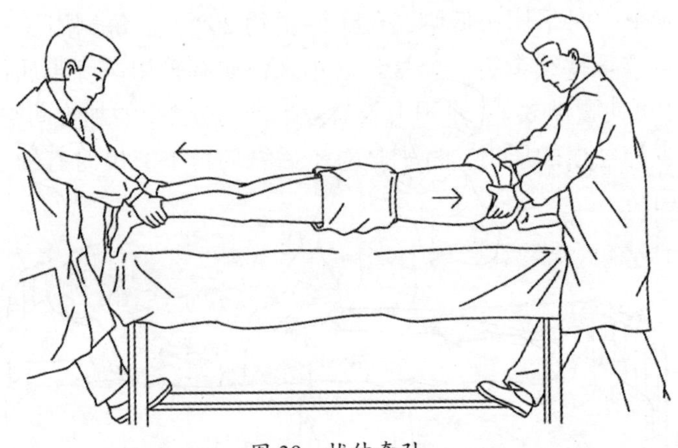

图 39　拔伸牵引

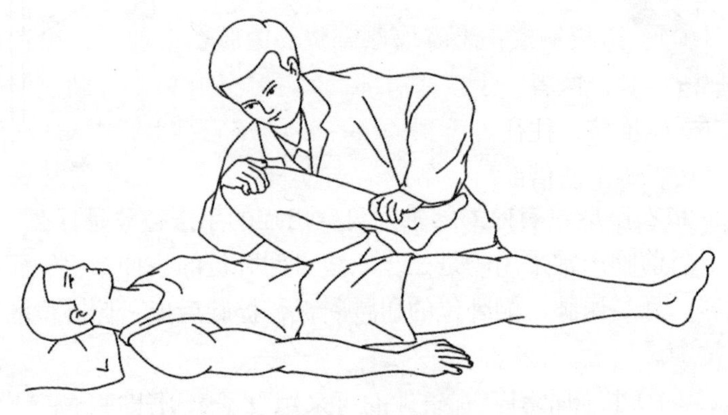

图 40　屈髋牵引

（3）悬足压膝：医者一手置于膝前，另一手托足跟，先做髋膝屈曲，然后再慢慢伸直膝关节，而使髋关节保持 90°，最后再作大于 90° 的屈髋数次。此手法可以牵拉坐骨神经根，有松解神经根的作用，但不宜过猛，以免发生意外（见图 41）。

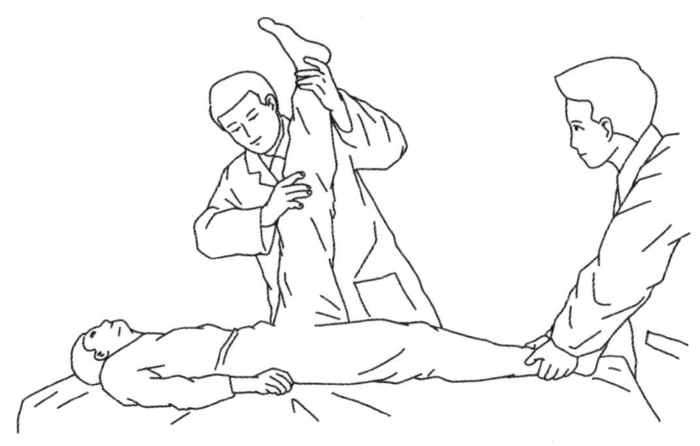

图 41　悬足压膝

（4）扭腰斜扳：患者取侧卧位，健肢在下伸直，患者在上屈髋屈膝，医者一手按在肩部，另一手按在臀部，两手作相反方向的推挤，往往可听到“格答”一声。然后在对侧作同样的手法。该手法借助后关节突为支点，进行脊柱的旋转运动，借助剪式压力，迫使突出物移位（见图 42）。

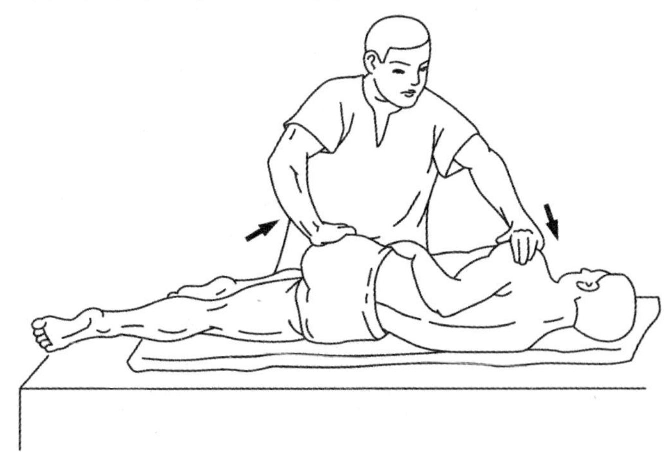

图 42　扭腰斜扳

（5）提腚后扳：患者取俯卧位，助手牵拉下肢，医者一手按住腰部，另一手提拉上方的踝部，将该肢向后上方牵拉，一抵一拉，第三次重拉可闻响声。更换体位，在另一侧同法操作（见图 43）。

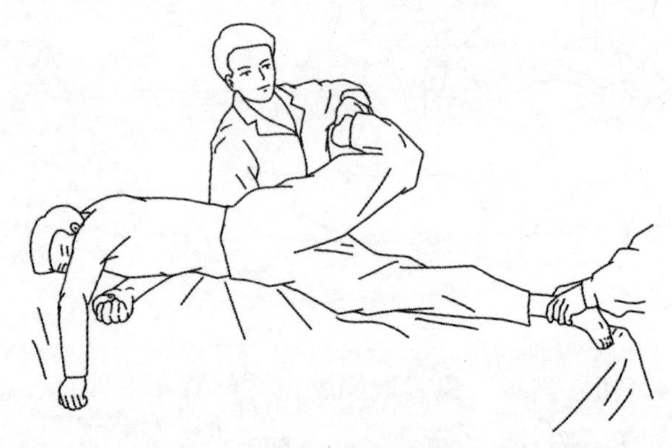

图 43　提腚后扳

（6）牵引按颤：患者取俯卧位，其胸部和骨盆下各置 2 个枕头，使腹部悬空，一助手拉其两脚，另一助手拨其两侧腋下，作对抗拔伸，医者两手交错，置于腰骶部，向下按颤 30 次，切忌用力过猛，以免损伤神经。对于第 4、5 腰椎后缘有骨质增生者，该手法不宜使用，以免刺伤神经（见图 44）。

113. 腰椎间盘突出症除手法外还有其他外治法吗

（1）针灸火罐疗法：取穴以腰椎旁压痛点夹脊腧为主穴，配合大肠俞、秩边、承扶、殷门、委中、承山、悬钟等穴，用泻法，隔日 1 次，亦可加用电麻仪。体弱者用温针灸法，加拔火罐。

（2）贴敷药熏：腰痛部外贴石氏伤膏加黑虎丹。亦可中药水煎熏蒸腰部，有电动控温药熏床更佳，可防止烫伤。

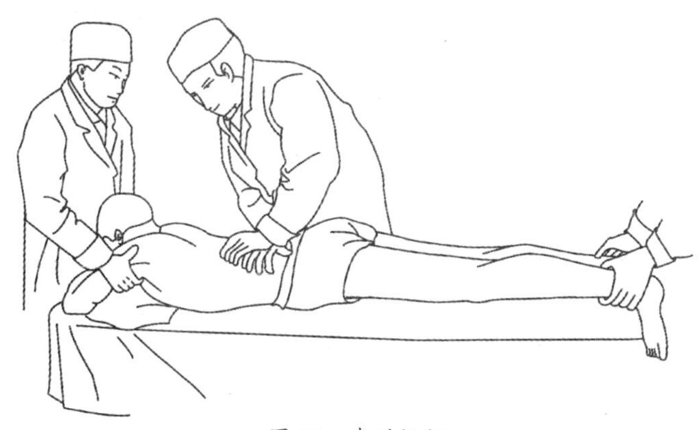

图 44　牵引按颤

（3）腰背肌锻炼法：急性期患者，应严格按医嘱在硬板床上休息 3 ～ 4 周，配合骨盆牵引更佳。在手法正复后要配合休息，以利损伤组织的修复。症状明显好转后，可在腰围护戴下起床活动，但切忌弯腰动作。在整个治疗过程中，要鼓励患者多做腰背肌锻炼。

114. 腰椎间盘突出症是否有中药内治

（1）中药内治，在急性发作期以凉血化瘀止痛、利水消肿法：生地黄 12 克，赤芍 12 克，牡丹皮 6 克，丹参 6 克，延胡索 9 克，制草乌 9 克，乳香 6 克，没药 6 克，车前子 15 克，王不留行子 9 克，泽泻 9 克，茯苓 12 克，加水煎服，日服 2 次。

（2）痛缓解后，腰腿酸痛不舒者，固腰舒筋法，以理气活血止痛：杜仲 9 克，续断 9 克，青皮 6 克，枳壳 9 克，当归 6 克，红花 9 克，伸筋草 9 克，木瓜 9 克，牛膝 9 克，路路通 9 克，徐长卿 15 克，加水煎服，日服 2 次。

（3）后期为巩固疗效，以壮腰益肾、濡养筋骨为则：黄芪 30 克，当归 6 克，杜仲 9 克，狗脊 9 克，桑寄生 9 克，千年健9克，五加皮9克，茯苓12克，甘草6克，苏木9克，砂仁3克，党参12克，加水煎服，日服2次。

（4）对一些顽固性腰椎间盘突出症（久治不愈者）可用软坚通络法：制马钱子1克，水蛭6克，莪术9克，三棱9克，人中白6克，川萆薢9克，穿山甲片6克，蜈蚣2条，全蝎6克，地龙6克，桂枝6克，细辛3克，牛膝12克，加水煎服，日服2次。

115. 由高坠堕，腰脊伤痛常见的是哪一椎体压缩性骨折

患者从高处坠堕，足或臀部先着地，或者重物从高处落下，击伤头部肩背，引起脊柱过度屈曲而折。常见的骨折见于胸口和腰椎交接处（见图45）。

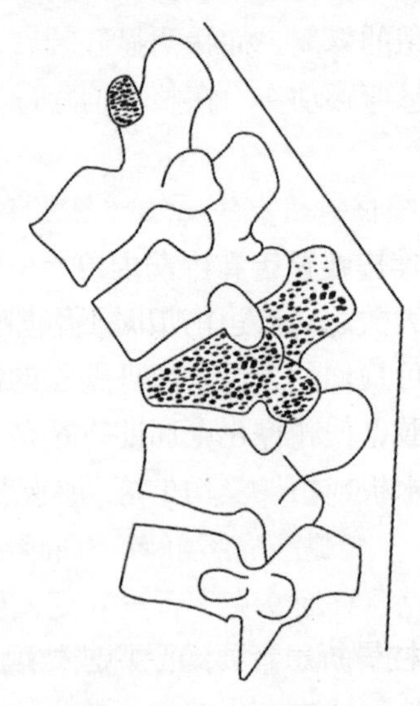

图45　胸口与腰椎交接处

椎体压缩不超过1/2，称为稳定性骨折。超过1/2伴有脱

位的称为不稳定性骨折，此时容易发生脊髓损伤而导致截瘫。老年骨质疏松者稍受颠簸振动亦会发生该病。

早在两千年前，在中医经典《内经》中就明确指出了本病的发病机制：“人有所堕坠，恶血留内，腹中满胀，不得前后。”这里的“不得前后”指的是二便秘结不通。

116. 怎样来判明发生了胸腰椎压缩性骨折

（1）有堕坠外伤史。

（2）伤后局部肿胀、疼痛、不能站立，转侧活动受限。

（3）胸腰椎后凸畸形，压痛明显，叩击痛阳性，骨折部位的两侧肌肉紧张。

（4）胸腰椎骨折由于腹膜后血肿刺激，可发生腹胀便秘，舌苔黄腻，脉弦滑等里实证。

（5）正位椎体呈压缩变，侧位椎呈楔形。

117. 胸腰椎压缩性骨折发生后怎样急救搬运

胸腰椎压缩性骨折即脊柱骨折发生后要小心急救搬运，这对患者的预后有重大关系。搬运伤员时不应加重脊柱和脊髓的损伤，以免造成不可挽回的严重后果。错误的搬运是一人拉其上肢，一人搬其下肢，使腰椎再度屈曲，这是非常危险的。正确的搬运应用一块木板或担架将伤员滚动式转移，在担架上采用俯卧位为佳。

118. 稳定性脊柱骨折患者要经受哪些处理过程

一般要经受正骨复位、夹缚固定、中药敷服和功能锻炼等过程。

（1）正骨复位：脊柱压缩性骨折时，椎体前纵韧带往往保持完整，但发生皱缩。通过手法整复，可加大脊柱背伸，前纵韧带变为紧张，促使压缩的椎体恢复其外形，常用方法有两种：一种是悬吊复位（适用于年轻患者），另一种是垫枕复位（适于老年患者）。

悬吊复位法，首见于元代危亦林《世医得效方》。

复位过程：患者俯卧，两踝衬以棉垫用绳绑扎，将两足慢慢吊起，使身体和床面成 45° 。医者用手掌在患处按压，揉推 3 ~ 5 分钟，纠正后凸畸形（见图 46）。

复位后患者仰卧硬板床，腰背部垫药枕（薄荷叶 10 ~ 20

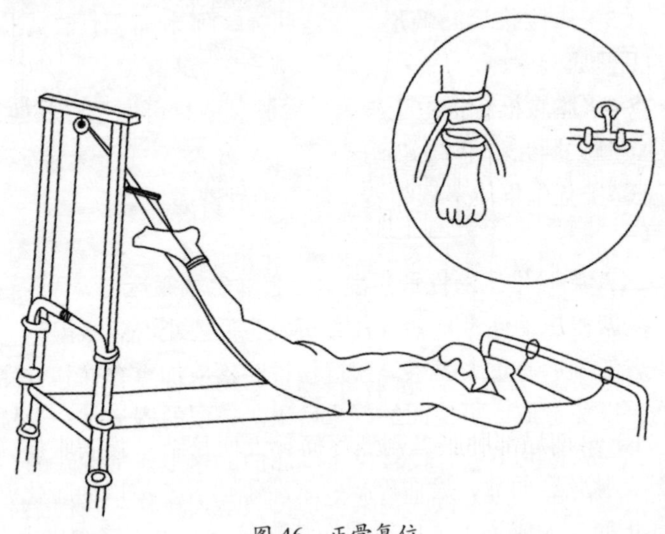

图 46　正骨复位

克，月季花 10 ~ 20 克，苏叶 10 ~ 20 克，接骨木叶 10 ~ 20 克，泽兰叶 10 ~ 20 克，车前草叶 10 ~ 20 克，荷叶 10 ~ 20 克，竹茹 50 ~ 100 克，金钱草 10 ~ 20 克，虎杖叶 10 ~ 20 克，藿香叶 10 ~ 20 克，佩兰叶 10 ~ 20 克，野菊花 10 ~ 20 克，将上药去梗装入布袋内备用）。垫枕复位法在清代《正骨心法要旨》中有明确的记载："但宜仰睡，不可俯卧侧眠，腰下以枕垫之，勿令左右移动。"该法适用于老年脊柱骨折患者，不能胜任上述悬吊复位者。此法患者必须仰卧硬板床，腰部垫以药枕或软枕，垫枕要逐渐加高，使脊柱过伸，取其缓慢复位的原理，此法配合腰背肌锻炼效果更佳。

（2）夹缚固定：患者卧床一月后，需起床者必须佩戴胸腰椎骨折固定器，以限制其屈曲活动（见图 47）。

（3）中药敷服：内服中药分三期论治。

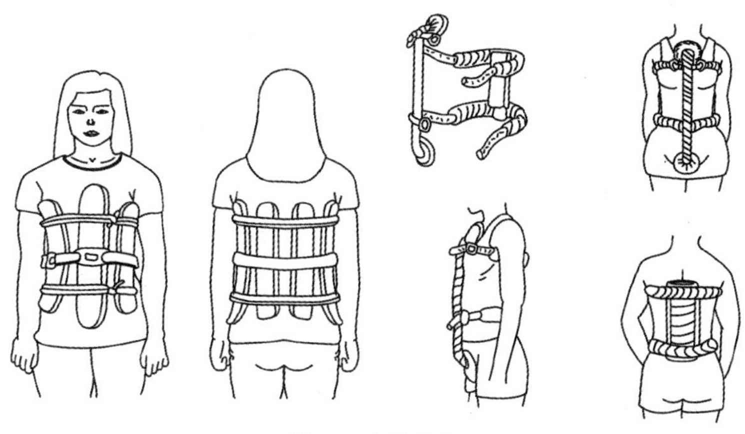

图 47　夹缚固定

1）早期局部肿胀，剧烈疼痛，大便秘结，腹满胀痛，苔黄腻，脉弦紧而数，瘀血停积，气滞不通者，治以通腑化瘀，行气止痛，大成汤（《仙授理伤续断秘方》）主之：生大黄 9 克（后入），芒硝 9 克（冲服），当归 9 克，木通 9 克，枳壳 9 克，厚朴 9 克，苏木 9 克，红花 9 克，陈皮 9 克，炙甘草 9 克，水煎服。

2）中期局部肿痛改善，但活动仍受牵制不舒，苔薄白，脉弦滑，瘀血未尽，筋骨未复，治以活血和荣，接骨续筋，石氏伤科脊背续骨汤主之：生地黄 12 克，赤芍 9 克，当归 9 克，地鳖虫 9 克，乳香 4.5 克，没药 4.5 克，地龙 6 克，骨碎补 9 克，补骨脂 9 克，杜仲 12 克，远志 6 克，水煎服。

3）后期症见腰酸腿软，下肢乏力，活动后局部隐隐作痛，舌淡苔薄脉细，肝肾不足，筋骨失养，治以补益肝肾，壮筋强骨，石氏调中保元汤主之：党参 9 克，黄芪 30 克，白术 9 克，炙甘草 3 克，龟甲 30 克，鹿角胶 9 克（烊冲），枸杞子 9 克，熟地黄 12 克，山茱萸 9 克，淮山药 9 克，茯苓 9 克，川断 12 克，补骨脂 12 克，陈皮 6 克，水煎服。

外敷石氏伤膏加接骨散，腰部用中药（外用洗方）水煎熏洗，有条件用自动控温熏洗床尤佳。

119. 胸腰椎骨折如何进行腰背肌锻炼

腰背肌锻炼可以达到复位和治疗的作用，不仅能使压缩的椎体复原，保持脊柱的稳定，而且早期活动可以加强腰背部的肌力，其深远的意义可避免骨质疏松和后遗慢性腰痛。锻炼的方法有两种，一种是仰卧支撑法，另一种是俯卧燕子点水法。

（1）仰卧支撑法：第一步先作五点支撑。仰卧在板床上，用头、双肘和足跟五点支撑全身，使背腰部尽力腾空后伸 10 ~ 20 次。伤后早期即可采用此法（见图 48）。

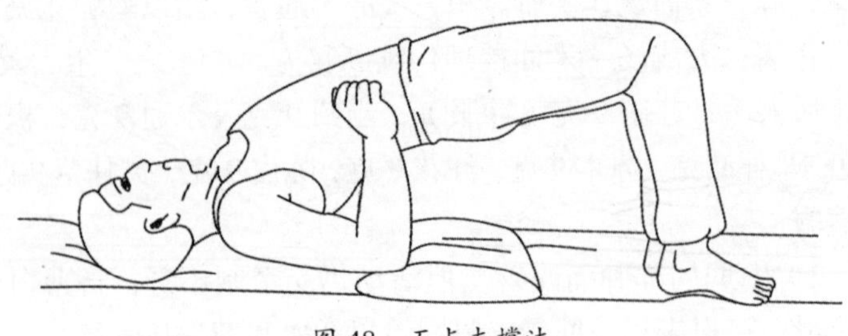

图 48　五点支撑法

第二步称三点支撑法。姿势同上，双手交叉置于胸前，用头和双足跟支撑全身，使背腰部腾空后伸 10 ~ 20 次。本法是前法基础上的发展，适用于中后期（见图 49）。

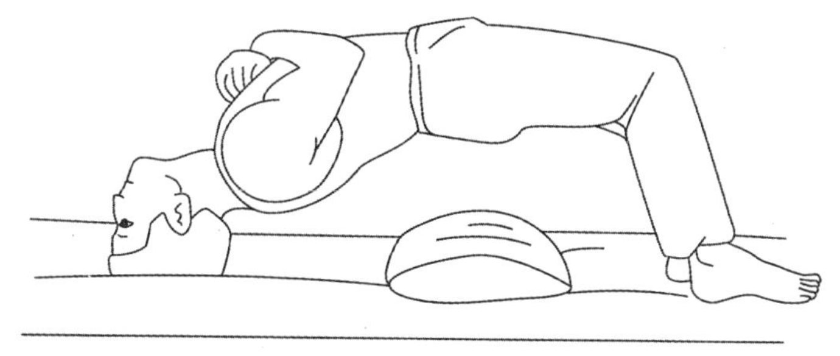

图 49　三点支撑法

（2）俯卧燕子点水法：患者俯卧，头部、肩部、上肢尽量后伸，同时下肢伸直提起，使腹部着床呈一弧形，反复锻炼 10 ~ 20 次，每日早、中、晚各做 1 次。适用于中后期（见图 50）。

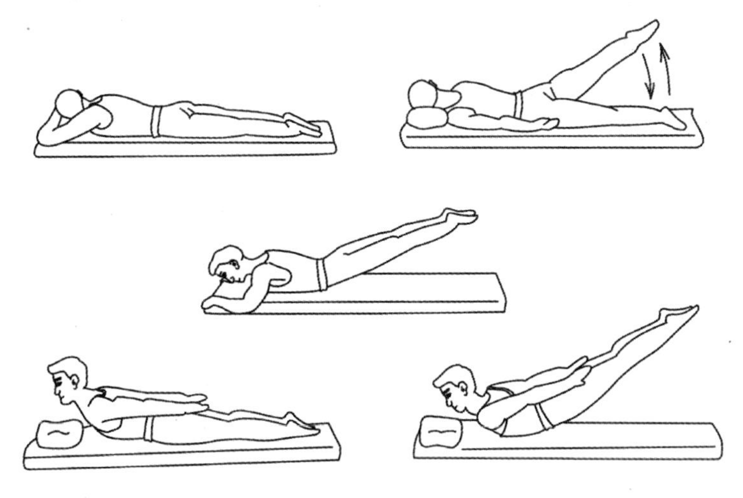

图 50　俯卧燕子点水法

120. 腰椎病与腰椎退行性改变是一种病吗

腰椎肥大性改变，即腰椎病，又称腰椎退行性改变。为中老年的常见病，属肥大性脊柱炎的范畴，其发病率仅次于颈椎病。

121. 腰椎病是怎样发病的

腰椎病的发生与年龄递增、肾气亏损有关。腰为肾之府，年高肝肾不足，精血不充，筋骨失养，容易发生退变增生。腰椎的退变增生有纵向增生和横向增生两种。根据生物力学分析，骨质增生与应力的方向、大小有关。腰椎间的重力分为两种：一种是垂直方向的压力，当垂直压力过大时（如体胖重量过重），就产生爪形骨质增生；另一种是水平方向的拉力，当椎体间骨节反复劳损而处在错动失稳的状态下，这种水平拉力就产生了横向骨质增生（见图 51）。了解这两种骨刺的方向，对腰椎病的治疗预后有密切关系。

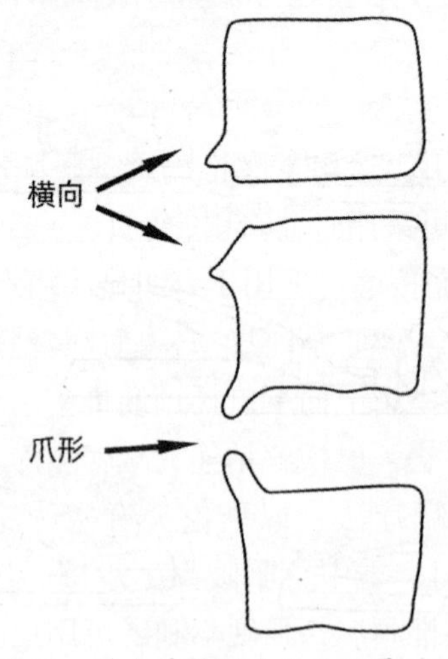

图 51　横向骨质增生和爪形骨质增生

122. 诊断腰椎病要依据哪些要点

（1）本病的发生与年龄、劳损和感受寒湿有关。

（2）起病隐渐，酸痛慢慢而来。

（3）腰部运动受到限制，伴有下肢紧张感或牵制痛或麻痛，此与椎缘骨质增生压迫神经根有关。

（4）晨起腰背僵硬，或起步行走酸痛难忍，但稍活动后疼痛减轻，而过后则疼痛又见加剧。

（5）腰椎正侧位可见椎体上下缘有骨质增生，呈唇样变化或鸟嘴状增生变化。如果增生发生在前缘，则不会发生症状。如果发生在后缘，将会刺激神经根而疼痛。垂直方向骨刺其稳定性较好，水平方向的骨刺其稳定性差，经常会引起疼痛。对年龄过高的患者，可发现椎间隙狭窄，提示椎间盘退变萎缩，或左右不对称，出现脊柱侧突畸形。

123. 腰椎病发生后要经历哪些治疗方法

腰椎病的临床表现不一样，医生将要根据不同病变程度和不同部位，采用与其适应的治法。

（1）骨盆牵引：运用于腰椎病出现腰腿痛，或伴有明显脊柱侧突的患者，可采用骨盆牵引，每日 1 ～ 2 小时，连续 4 周。

（2）手法理筋按摩：适用于有明显压痛点的下腰痛患者，采用滚、按、推、拿等理筋手法，必要时在督脉经涂搽按摩乳、解痉酊，医者用肘尖由上而下点揉理筋推拿。若转腰功能障碍者，亦可用斜扳手法，以松解粘连，减轻疼痛。

（3）针灸火罐疗法：以华佗夹脊穴为主，配合环跳、秩边、承扶、殷门、委中、阳陵泉、承山、绝骨等处，针后再拔火罐，对于腰椎顽痛，强硬不利者可用皮肤针叩打，拔火罐或搽按摩乳在督脉经用走罐治疗。

（4）中药治疗：急性发作痛治之。方药见颈椎病部分，待疼痛缓解后，用石氏伤科固腰汤加减：杜仲 9 克，狗脊 9 克，补骨脂 9 克，川断 9 克，制草乌 9 克，灵磁石 30 克（先煎），当归 9 克，泽兰 9 克，独活 9 克，威灵仙 15 克，怀牛膝 9 克，水煎服。局部外敷石氏伤膏加黑虎丹，或中药湿热熏蒸治疗。

124. 腰椎病的食疗法有哪些

腰为肾之府，转摇不能，肾气衰退也。年高肾亏，筋骨退变，食疗原则当以补肾固腰为主，兼以软坚通络为治。

（1）杜仲蟹爪酒：杜仲 9 克，蟹爪 30 克，续断 9 克，狗脊 9 克，威灵仙 15 克，熟地黄 15 克，黄芪 30 克，当归 9 克，红花 6 克，赤白 12 克，白芍 12 克，炙甘草 6 克，小茴香 6 克，大红枣 10 枚，冰糖 250 克，白酒 1000 克。将上药浸在白酒中 2 ~ 4 周（夏天短、冬天长），每晚适量饮之。酒性温，味甘，苦辛，能通血脉，御风寒，行药势，与中药饮片配伍浸泡的饮料称为药酒，是伤骨科常用的食疗方。该方中杜仲配伍狗脊、续断、当归、熟地黄、黄芪、白芍，有益肝肾、补气血的扶正功能。蟹爪配威灵仙能软坚散结，通络止痛。复加茴香、红花调活气血。全方有扶正补肾、软坚止痛之功。

（2）海带饮：取海带 9 克洗净，开水冲泡代茶频饮，海带含氮、蛋白质、脂肪、大叶藻素、鞣酸、维生素 B_1 以及多糖类成分等，有清热软坚、化痰利水之功，故为骨质增生的有效佳品。

（3）海蜇荸荠丝：取海蜇 50 克，鲜荸荠 50 克，切丝，加酱油、麻油拌食，其味甚佳。海蜇含蛋白质、脂肪、碳水化合物、钙、磷、铁、维生素 B_1、维生素 B_2、碘等，味咸性平，有化痰软坚、平肝清热之功，且具消痰不伤正、滋阴不留邪的优点。荸荠性寒、味甘，有化痰清热生津的功效，该方适合于阴虚火旺的老年骨质增生的患者。

125. 强直性脊柱炎是怎么回事

强直性脊柱炎是一种结缔组织的血清阴性关节病，是以脊柱病变为主的慢性进行性自身免疫性疾病,其结局是脊柱强直，故而得名。过去列为类风湿关节炎的中枢型，如今已认识到它有独特的发病特点，故另立之。

脊柱为督脉所过。督脉起于脊里之下，上行至风府入脑。它纵向贯注上下，朝令十二经脉，总督一身之阳（见图 52）。

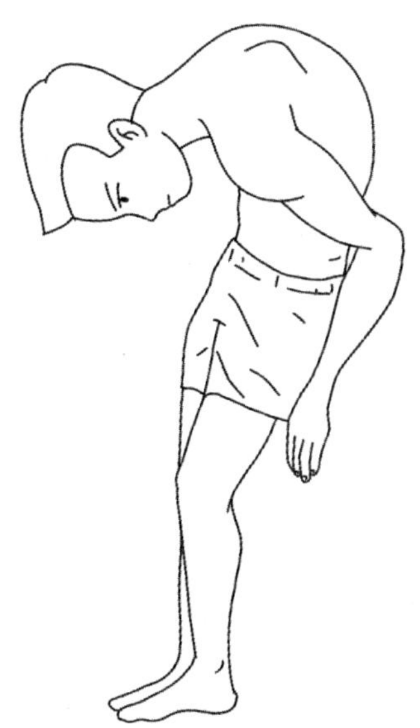

图 52　强直性脊柱炎

126. 强直性脊柱炎是怎样发病的

本病的发生与泌尿生殖系统的感染、家族遗传有关。据资料，强直性脊柱炎其家族的发病率为常人的 30 倍；而类风湿关节炎其家族的发病率为常人的 10 倍。说明其发生与遗传基因有关。

本病的发生有两种情况：一种是先由骶髂关节开始，然后向上波及腰椎、胸椎；另一种是从颈背向下发展，继而累及胸椎、腰椎、骶髂关节。本病病程进展缓慢，从发病到静止平均 10 年左右。多见于 20 ~ 40 岁的男性，到 40 岁后病情由此终止而不再继续发展。但最后的结局是整个脊柱的韧带、软骨发生骨化，脊柱变得强直，晚期呈竹节样改变。

127. 确认强直性脊柱炎要注意哪些要点

（1）发病与泌尿道感染和家族遗传有关，多见于青壮年，男多于女。

（2）起病多数是从腰骶部酸痛开始，继而沿脊柱向上蔓延，甚至侵犯到颈椎，脊柱的病变呈僵硬状态或圆背型畸形。

（3）脊柱病变处有压痛，叩击痛，运动受限，病至后期全部强直，双髋 4 字试验阳性。

（4）实验室检查：活动期血沉增快，呈贫血状，人类白细胞抗原（W27 即 HLA ~ B27）呈阳性（阳性率达 90% 以上），但抗“O”不高，类风湿因子多呈阴性。

（5）病变从骶髂关节下 2/3 开始，早期仅见关节模糊，中期出现关节间隙变窄，边缘呈锯齿状，晚期则间隙消失，发生骨性强直。

128. 得了强直性脊柱炎，中医怎样进行治疗

中医治疗强直性脊柱炎，通常采用的有三种方法。

（1）正骨理筋手法：常用的有㨰法、推筋拨络法、肘臂

推筋法、擦法、疏法、提筋法以及挺胸压脊、抬腿压腰、提腿伸髋、提腿伸髋、曲髋旋转等法。手法操作如下：

1）先用滚法，以疏通督脉及膀胱经。

2）推筋拨络法。用双手拇指指腹加大用力，与督脉经方向相垂直地推筋拨络之，如同拨动琴弦一般地，由上而下往复3遍。

3）肘臂推筋法。先在腰背部搽上润滑剂——按摩乳或红花油，医者用肘臂部，在患者督脉经和膀胱经进行由上而下的手法推拨理筋10余次（见图53）。

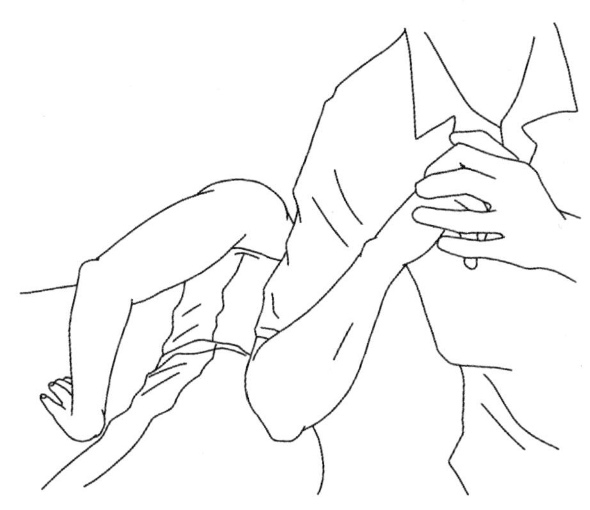

图53 肘臂推筋法

4）擦法。医者用手掌小鱼际涂上按摩乳，在患者脊旁进行往复推擦至发热为度（见图54A，图54B）。

5）疏法。该法是擦法的继续，不过不是用鱼际，而是用五指指腹沿着肋间隙进行由上而下的疏擦15 ~ 20次。

6）提筋法。患者双腿内收肌往往痉挛，双下肢内收畸形

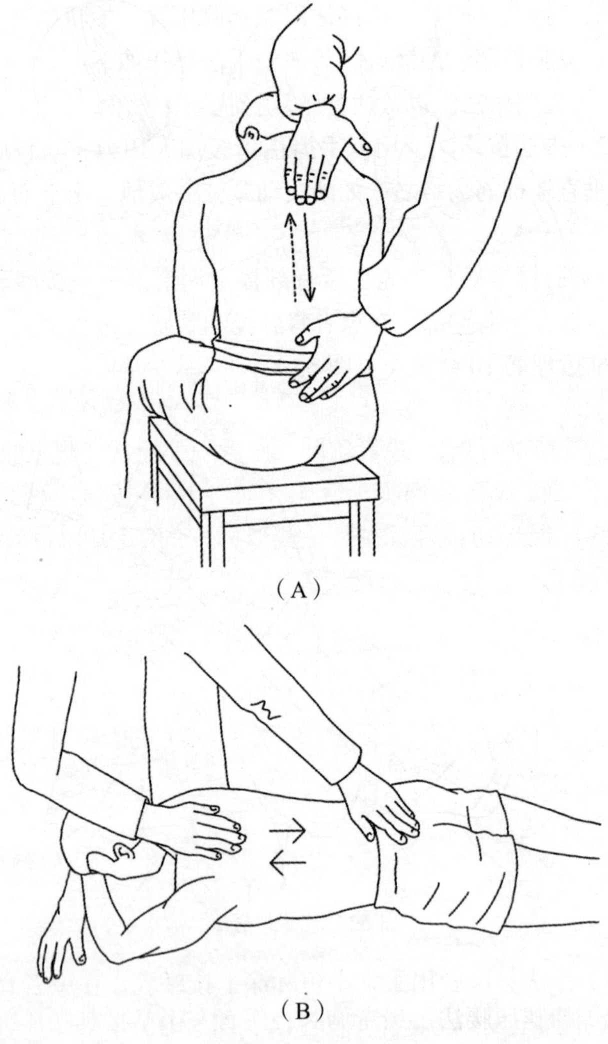

（A）

（B）

图 54　擦法

不能外展，医者可用提筋弹放其内收肌腱，有松解粘连，活血止痛的功效（见图 55）。

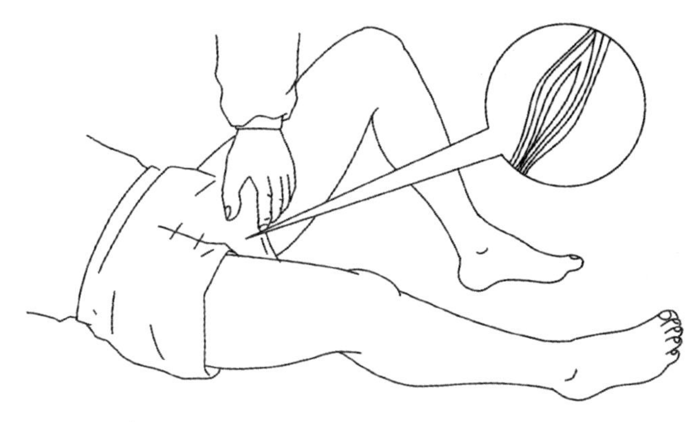

图 55　提筋法

7）挺胸压背法。患者俯卧，医者一手托其一侧肩的前部，另一手掌按其胸椎棘突上，由上而下逐节按压，使该侧完成挺胸伸展运动，然后在另一侧以同样的手法进行操作（见图 56）。

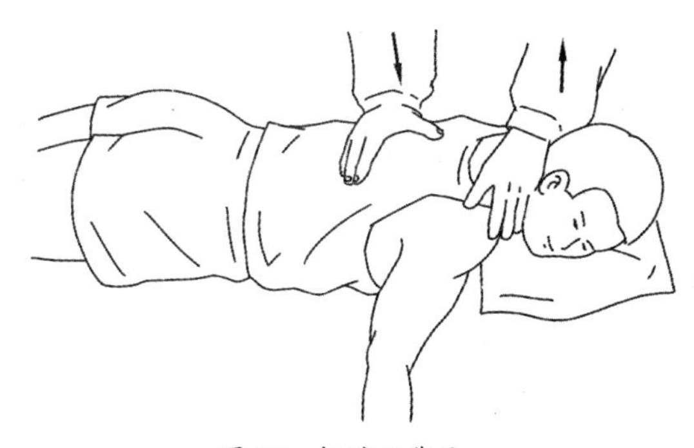

图 56　挺胸压背法

8）抬腿压腰法。患者俯卧，医者一手掌按其腰骶部，另一手抬起其双腚或单腚，双手配合，按压 3 次，同时用力完成被动后伸动作。

9）提腿伸髋法。医者一手掌按在患者髋后，另一手握其踝部向上提 3 次，左右轮换（见图 57A，图 57B）。

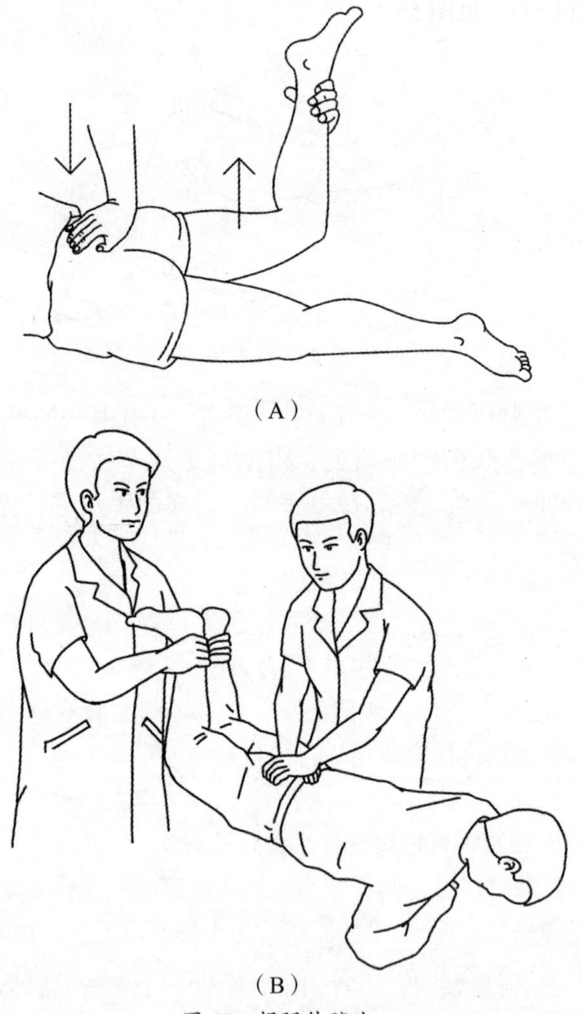

（A）

（B）

图 57　提腿伸髋法

10）屈髋旋转法。患者仰卧，医者一手按其膝，一手按其踝，做内旋 5 次，外旋 5 次，左右轮换之。该套手法适用于早期的患者，尤其是后四节对晚期脊柱大部分僵直的患者来说是难以胜任的（见图 58）。

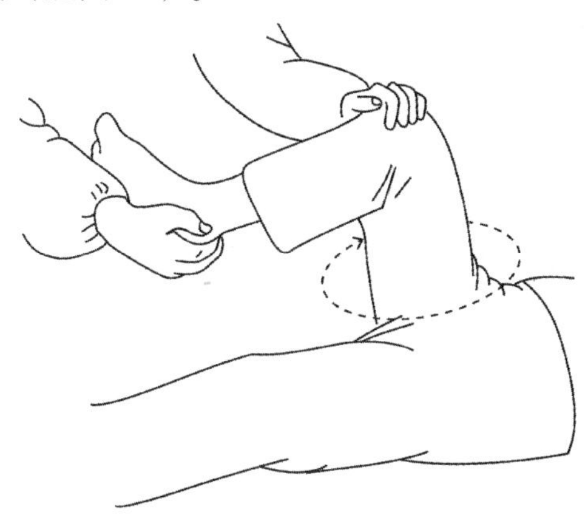

图 58　屈髋旋转法

（2）温针治疗：取穴以腰阳关、身柱、大椎及华佗夹脊穴为主，针后艾灸，以温经祛寒。

（3）敷贴熏洗：以石氏伤膏加丁桂散、黑虎丹外贴，或用中药熏洗腰脊部，每次半小时。

（4）中药内服：腰背僵硬，俯仰不能，督脉瘀结硬化，治以软坚散结，化瘀通络，自拟方软坚通络煎治之。

129. 强直性脊柱炎有什么食疗验方

强直性脊柱炎，其督脉与膀胱经湿瘀凝结硬化，食疗治则以软坚通络之，全龙酒治之。天龙 4 条（焙干），地龙 15 克（焙干），全蝎 9 克，蜈蚣 4 条（焙干），冬虫夏草 10 根，水蛭 9 克（焙干），海马 4 只，冰糖 125 克，白酒 500 克，将上药依法炮制，浸在白酒中 2 ~ 4 周，每晚适量饮之，中医用虫类药治疗关节僵硬症效果良好。天龙、蝎蜈可搜风定痛，地龙、水蛭能软坚通络。冬虫夏草性温味甘，有益肾补虚之功，《本草纲目拾遗》云其以酒数杯饮之，治腰脊痛，有益肾之功。海马入肾补命门之火，有温肾暖腰脊的功效。

130. 骶髂关节致密性骨炎是怎样发病的

我们知道，骶髂关节是负责将腰部以上的重量转运于下肢的重要枢纽。由于该关节面长期受到持续性的压力而发生致密性变化。多见于妇女，因妊娠、分娩而使该关节附近的骨质血液供应障碍。男性则因积累性的骶髂劳损，持续性压力日久，导致该关节的致密性病变（见图 59）。

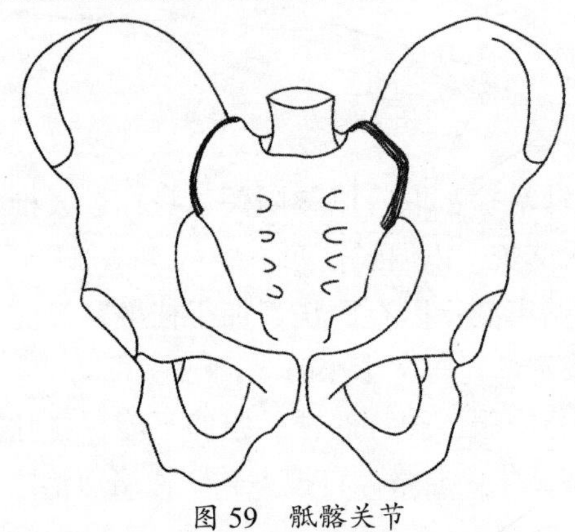

图 59　骶髂关节

131. 怎样诊治骶髂关节致密性骨炎

（1）确认骶髂关节致密性骨炎主要有三点：

1）患者一侧或双侧骶髂部酸痛，可向股后部或小腿外侧放射疼痛。

2）检查时发现患侧或双侧骶髂关节部有局限性压痛，患侧髋关节 4 字试验呈阳性。

3）骨盆正位可发现一侧或两侧的骶髂关节面有骨质致密

度增高阴影，呈三角形、月形或梨状形等形状。

（2）治疗骶髂关节致密性骨炎的方法如下：

1）手法理筋。采用㨰法、按法、擦法为主。先用㨰法在患处㨰揉以放松痉挛的肌肉，然后以肘夹点按秩边、环跳，有热感向下走散为佳。最后以红花油为搽剂涂之，用小鱼际由外上向内下推擦，以热感为度，来加快局部血液循环，达到气血流通的目的（见图 60A，图 60B）。

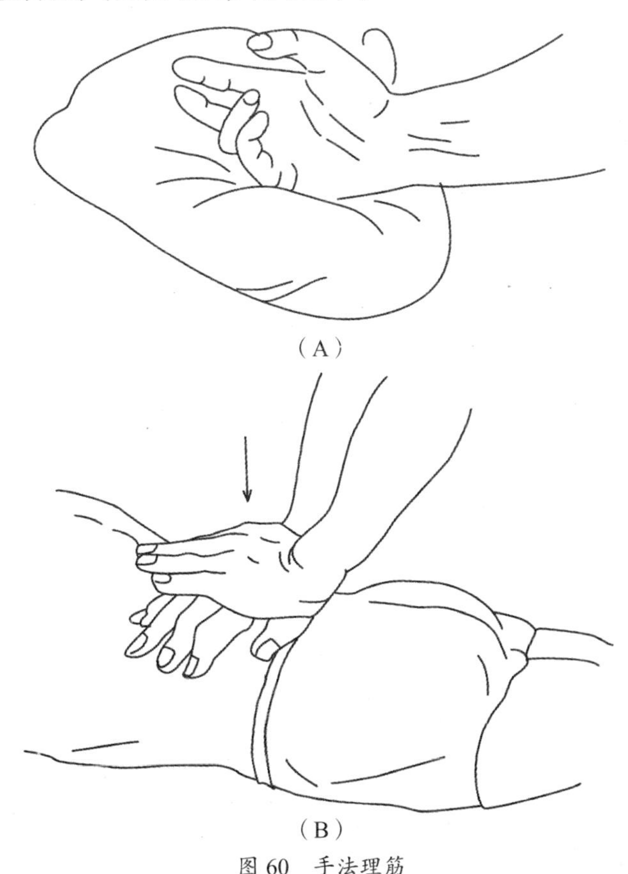

（A）

（B）

图 60　手法理筋

2）针灸疗法。取穴以秩边、环跳、八髎、承扶等，针后艾灸。

3）敷贴。骶髂部可贴石氏伤膏加丁桂散，亦可中药熏蒸患处，或用软坚通络煎 2 ～ 3 剂打成粗末，在锅中炒热，装入布袋内，热熨患处。

4）中药治疗：处方以全蝎、蜈蚣等量研末，每服 1 克，日服 2 次。加服知柏地黄丸 9 克，日服 2 次。必要时加服马钱子汤。

若有骶髂关节错位者，必须采用如下三步复位：

第一步：患者侧卧，将患腿进行拔伸，医者在梨状肌处用双手拇指点按弹 3 次（见图 61）。

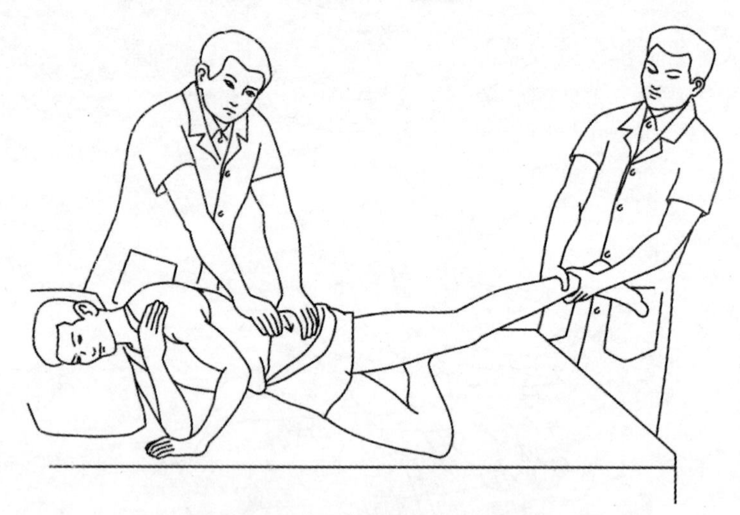

图 61　骶髂关节错位复位——侧卧

第二步：患者取俯卧位，助手按住其健侧踝部进行固定，医者一手按住患侧踝部，另一手按在梨状肌病变处，两手配合，向后提拉 2 次，第 3 次重拉，使关节过度后伸（见图 62）。

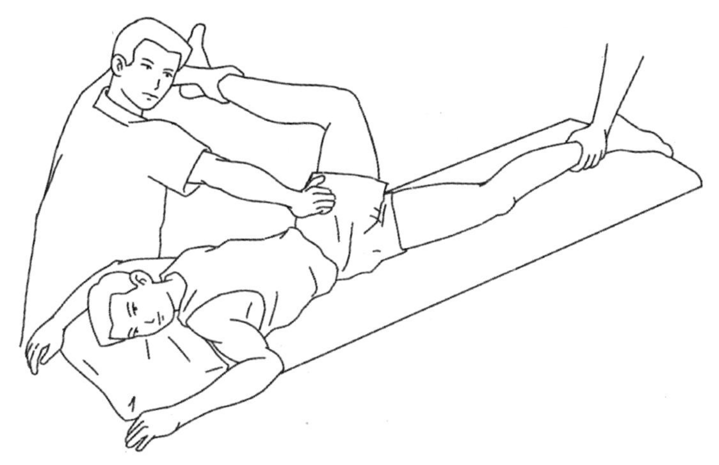

图 62 骶髂关节错位复位——俯卧

第三步：患者取仰卧位，医者一手按住患侧踝部，另一手按住膝关节，使髋膝关节过度屈曲，用力推挤 3 次，抵至胸前为度，使梨状肌得到舒展（见图 63A，图 63B）。

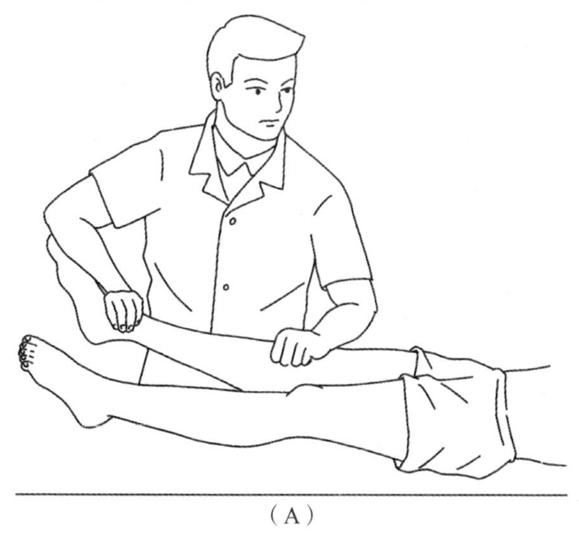

（A）

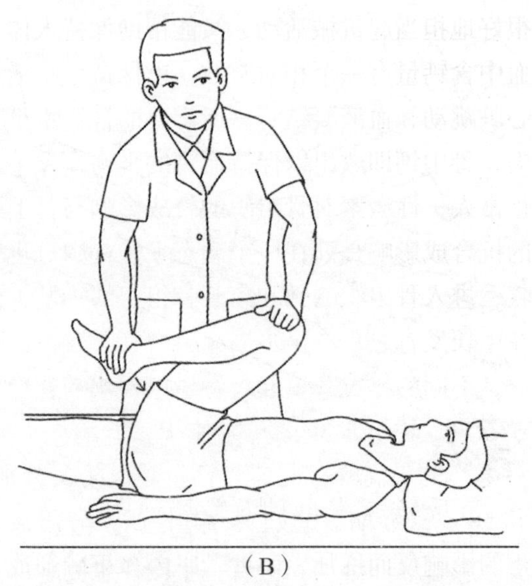

（B）

图 63　骶髂关节错位复位——仰卧

132. 什么叫骨质疏松症

凡属骨量减少，骨的显微结构发生变化，骨折危险性增加的疾病称为骨质疏松症。骨质疏松症大致可分为原发性和继发性两种。原发性骨质疏松症是指机体和骨本身发生退行性变，而继发性骨质疏松症是由于某些疾病或某些原因而导致的骨质疏松症。

133. 老年人为什么会得骨质疏松症

随着人们年龄的日益增加而骨质疏松症发病率上升。年龄大于 50 岁者发病率为 21%，大于 60 岁者为 58%，大于 70 岁者为 94%，大于 80 岁者可达 100%，尤多见女性。

人体中 99% 的钙在骨中，使骨硬化。骨像其他组织一样可以进行修复和更新，老骨毁坏、消溶，新骨修复之。这样既能使骨骼很好地担当起机械活动，又能帮助保持人体中钙的平衡。人体血中含钙量有一个相对常数，以保持生物活动——肌肉伸缩、心脏跳动、血液凝结——所需要的含钙水平。当血中钙大量丢失，骨中钙即放出以保持血钙的平衡。

对于正常人，性激素对骨组织的合成影响与肾上腺皮质酮对骨组织的抗合成影响是处在一个动态平衡之中，也就是骨形成与骨吸收，进入骨组织的钙和离开骨组织的钙基本相等。人体骨骼，在生长发育过程中，不同年龄，其骨转换（即骨形成与骨破坏）是不同的。自儿童起，骨量以很快的速度增加，尤其是青年生长期，钙在骨中的产生快于钙的消失。男女到35岁可谓是钙生产的最高峰，此后骨钙量趋下降，特别是60岁后的男人和50岁绝经期后的妇女，其性激素分泌减少，使肾上腺皮质酮的影响反而增加，因此骨吸收多于骨形成，使骨转换处于负平衡，钙代谢也处于负平衡，终而产生骨质疏松。其他因素如肌肉活动减少，长期饮食缺钙，缺少阳光照射（引起维生素D不足）等，皆可导致本病的发生。

继发性骨质疏松症与下列因素有关：长期服用皮质类激素药物、骨折的长期完全固定，长期卧床休息，甲状腺、甲状旁腺功能亢进，糖尿病，过量饮酒，类风湿关节炎，长期服用抗癫痫药等皆可诱发本病。

中医对本病的认识，归于“骨痿”范畴。人的生长、发育、衰老过程皆主宰于肾。

随着年龄递增，肝肾之气渐而衰退，精血不足，筋骨失养，故而骨枯髓减，而发骨痿之疾。

134. 怎样来确认骨质疏松症

骨质疏松症，也有称“静病”，往往多年无症候。骨质疏松症的骨质减少易引起骨折。骨质疏松症患者因行走滑跌撑伤可致前臂 Colle 骨折或仰跌，臀部震伤可致股骨颈骨折。亦有患者仅因向前弯腰或乘坐轿车，路过不平，颠簸而致胸腰椎发生压缩性骨折。

骨质疏松症的临床表现（以原发性而言），刚开始无症状，故又称隐性骨质疏松症。临床出现症状的骨质疏松症，以腰背疼痛、身高缩短、驼背畸形、易发骨折为特征。骨质疏松症在血或尿中无特殊的诊断试验，而（以脊椎为例）椎体阴影密度降低，横行骨小梁之间密度差消失，严重者椎体扁平或成楔形或鱼椎样。

135. 怎样来判别骨质疏松症的轻重

关于骨质疏松症的判别病变程度有两种方法。

（1）第一种方法是慈天法，它以观察腰 3 侧位骨小梁的变化为依据。早期骨小梁清晰，但阴影已变浅。其后的病变程度可分三度：一度，横小梁数目减少，纵小梁仍清晰；二度，横小梁进一步减少，纵小梁稀疏；三度，横小梁大部分消失，纵小梁影像模糊。

（2）第二种方法是跟骨分级法。跟骨是全身负重最大的一块松质骨，它具有两组压力小梁和两组张力小梁。当出现骨质疏松时，这些骨小梁相应地发生有次序的减少和消失。因跟骨在皮下，周围软组织的影响小。

基于科技的发展，已可早期诊断骨质疏松症。目前盛行的骨矿测量法已逐步被引进和采用。一般认为，与同性别、同骨峰值年龄的健康人相比，其骨矿含量低于 2 个标准差即可被确诊为骨质疏松症。这也是目前世界卫生组织所确定的骨质疏松症的金标准。

136. 骨质疏松症有哪些治疗方法

据中医肾主骨的理论（肾藏精，精生髓，髓充骨），补肾长骨、填髓壮骨乃是本症的正治大法。

（1）若腰背痛、圆背畸形、下肢无力、头晕耳鸣、小溲短赤、口干唇燥、舌质偏红、脉来细数者，此阴虚火旺也，治拟滋阴补肾，填髓长骨之。内服左归丸 9 克，口服 2 次。亦可左归饮加味：生地黄 12 克，熟地黄 12 克，山茱萸 9 克，淮山药 9 克，枸杞子 9 克，茯苓 9 克，炙甘草 6 克，厚杜仲 9 克，狗脊 9 克，炙龟甲 9 克，知母 9 克，黄柏 6 克，水煎服。

（2）若面色㿠白，手足不温，尿频畏寒，舌淡体胖，脉来沉细者，此阳虚火衰也，治拟温补肾阳，填髓长骨。服右归丸 9 克，日服 2 次。亦可用有归饮加味：熟地黄 12 克，山茱萸 9 克，山药 9 克，枸杞子 9 克，炙甘草 6 克，杜仲 9 克，肉桂 6 克，黄附块 9 克，补骨脂 9 克，淫羊藿 9 克，白茯苓 9 克，水煎服。

（3）若腰膝酸软，胃纳不香，便稀失调，肢体沉重，眩晕乏力，此为脾肾两虚之兆，治拟先后天同治，石氏调中保元汤加减：党参 9 克，黄芪 15 克，白术 9 克，炙甘草 6 克，鹿角霜 9 克，枸杞子 9 克，熟地黄 9 克，山茱萸 9 克，淮山药 9 克，茯苓 12 克，川断 9 克，补骨脂 12 克，陈皮 6 克，水煎服之。

除内服中药外，若配合熏蒸、敷贴、温针、火罐、按摩等，其效更佳。

137. 得了骨质疏松症后，应有什么样的心理保健

人们对骨质疏松症不那么引起重视，因为它并不像骨质增生那样痛苦，也不像骨坏死可以致残那么可怕。它是静病，可以在身上不显露明显的症状，人们一旦因骨质疏松稍受外伤而

发生骨折时，才会感到骨质疏松带来的痛苦和烦恼。

因此必须了解哪些因子易引发此病，有资料表明有 13 种危险因子：低钙饮食、甲状旁腺功能亢进、绝经期过早、长期卧床、营养缺乏、长期使用激素、糖尿病、肾功能不全、过度饮酒、大量吸烟、类风湿关节炎、活动不足、日光照射不足。如果人们能够避免这些危险因子，就可尽少发生本症。

人们随着年龄递增，骨质疏松症是不可避免的。发生了本症也不必惊慌，骨质疏松症是可以治疗的。患者只要充分发挥主观能动性，并持之以恒，一定会取得良好的效果。

138. 骨质疏松症有哪些食物疗法

俗话说："药补不如食补。"食物调养不失为骨质疏松症的一大治法。常用的有如下几法。

（1）猪骨头 1000 克，黑大豆 250 克，文火煮烂，加少量盐和味精调味，适量分餐食之。

（2）冬令进补乃是中华民族的传统。欲补其骨，石氏调中保元汤加减：生晒参 9 克，黄芪 30 克，白术 9 克，炙甘草 6 克，龟甲 9 克（先煎），鹿角片 15 克（先煎），熟地黄 15 克，枸杞子 9 克，山茱萸 9 克，白芍 12 克，猴骨 15 克（先煎），天冬 9 克，麦冬 9 克，黄精 9 克，白茯苓 12 克，川断 9 克，补骨脂 9 克，杜仲 9 克，菟丝子 9 克，制何首乌 9 克，狗脊 9 克，紫河车 9 克，肉苁蓉 9 克，当归 9 克，红花 6 克，淫羊藿 9 克，仙茅 9 克，威灵仙 9 克，丹参 15 克，大茴香 6 克，红枣 5 枚，上药为一帖，共十帖为一料。自加猪脊髓 250 克，阿胶 250 克，胡桃肉 250 克，冰糖 250 克，按一般膏方熬制收膏，每日早晚各服一匙，开水烊化温服，若遇感冒、积食、腹泻时暂停。方中据肾主骨的理论，以杜仲、肉苁蓉、狗脊、川断、何首乌、菟丝子、猴骨、仙茅、淫羊藿、紫河车、胡桃肉、狗脊髓等调肝肾壮筋骨为主。补气助阳以生晒参、黄芪精、白术、山药、炙甘草、红枣。滋阴补血以熟地黄、白芍、当归、枸杞子、天冬、麦冬、阿胶、龙眼。稍佐红花、丹参、茴香、威灵仙以活血行气，通络止痛，使此膏方补而不滞，滋而不腻。该方旨在调脾气补元气，使肝肾之气充沛，筋骨得以濡养，关节得以滑利，伤疾后期服之能促进疾病康复，对老年人有滋补肝肾和抗筋骨衰老、延年益寿的功效。

（3）龟髓膏：适用于肾阴亏损，阴虚火旺者。乌龟250克，猪脊髓250克，将龟内脏清理后与脊髓同锅文火烧烂，除去龟骨后加盐、味精等调料，收成膏状，适量食之。该方源出大补阴丸（刺龟甲、熟地黄、黄柏、知母、猪脊髓）减味而成，能益肾补阴，填髓壮骨，补力甚宏。

（4）龟地膏：适应证同上，属纠偏滋阴补肾法。龟甲250克，熟地黄250克，阿胶250克，冰糖250克，先将龟甲、熟地黄煎熬3次，去渣取汁，文火浓缩并加阿胶、冰糖收膏，每晨空腹服一匙，温开水冲服。龟甲能滋阴潜阳，益肾健骨，对腰脊酸痛、脚软萎弱、筋骨不健有效。该品含动物胶、角质、蛋白质、脂肪及钙、磷等成分。阿胶与熟地黄都能补血滋阴。《本草纲目》云：熟地黄“填骨髓，长肌肉，生精血，补五脏内伤不足，通血脉，利耳目，黑须发”。其成分含地黄素、甘露醇、维生素A类物质，有补肾填髓、延缓衰老的作用。阿胶有加速血液中红细胞和血红蛋白生长的作用，能改善动物体内的钙平衡，促进钙的吸收，有助于血清的存留。综上所述，该方为冬令补阴长骨膏的妙方。

（5）羊骨黄豆汤：适用肾阳亏损，阳虚畏寒者。羊骨头1000克（以羊脊骨或羊胫骨为佳），黄豆250克，文火烧烂加盐、味精等调味品，适量分餐食之。亦可进食大枣羊胫骨粥：羊胫骨 2 根，槌碎煮汤取汁，加大红枣 100 克，糯米 250 克煮成粥。煮熟后加适量红糖食之。羊骨性味甘温，含大量磷酸钙、少量碳酸钙、微量的氟、氯、钠、钾、铁、铝、骨胶原、骨粘蛋白、弹性硬蛋白、中性脂肪等，具有温补肝肾、强壮筋骨的作用。

（6）胎盘海马散：适用于一般性骨质疏松症偏于阳虚者，胎盘（紫河车）1 只，海马 30 克，依一般方法炮制研末，每日早晚各服 3 克。胎盘中含卵巢激素、黄体激素、乙酰胺基葡萄糖、右旋半乳糖、甘露醇以及多种氨基酸，具有滋补强壮的作用。该品味甘性咸温，有益元气、补精血的功效。海马味甘性温，有温肾壮阳之功，有雄性激素样作用。

（7）少盐饮食：关于骨质疏松的患者，在饮食咸淡问题上，以淡为宜，否则过咸会伤骨。以氯化钠为主的食盐，是人们日常生活中不可缺少的，成年人体内有 34% ~ 40% 的钠存在于骨中，其中绝大部分不能交换，其余的钠存在血液中，它是可以变换的。

成人每日从食物中获得氯化钠 8 ~ 15 克，人不能饮食过咸，大量的氯化钠进入血液中，使血液中钠的浓度过高，生理功能上发生的反应是口干，所以就需要饮大量的水来解渴，实际上也是人体稀释血纳的本能需要，但饮水后又要大量排尿，这时钙、磷都随之而排泄增多，肾小管对钙、磷的重吸收减少，血浆中的钙和磷为了保持一定浓度，机体便发生了骨盐的溶解，使骨钙、骨磷进入血液，如果时间一长，必然会发生骨骼的脱钙现象。

中医学早在 2000 年前的《内经》一书中就指出：“咸先入骨”“味过于咸”会发生“大骨气劳，短肌心气抑”等病变。所谓“大骨气劳”，就是指骨中元气精髓的损耗。“短肌”“心气抑”指的是肌肉痉挛，心跳缓慢，乏力的意思。

汉代的张仲景则更明确提出：“咸伤骨，骨伤则痿。”骨痿即骨质疏松也，指的是骨中精髓空虚，萎缩而功能不全的意思。由此，老年人的饮食不要过咸，以清淡为妥。

（8）除上述外，在日常生活中多吃虾皮、乳、蛋、豆浆、海带、花生、豆类、花菜、荠菜等含钙量较高的食品是大有好处的。例如虾皮，由虾经煮熟晒干或烘干而成，不去壳，看起来干瘪无肉，但营养成分却很丰富。每 100 克虾皮中含蛋白质 39.3 克，而在同样 100 克的情况下，鲤鱼中只含蛋白质 17.3 克，鸡肉中含 21.5 克，牛肉中含 20.1 克，鸡蛋中含 14.7 克，牛奶中含 3.3 克。又每 100 克虾皮含钙 2000 毫克，在同样 100 克的情况下，鲤鱼只含 26 毫克，鸡蛋含 55 毫克，牛奶含 120 毫克。因此，虾皮是中老年缺钙或骨质疏松患者的食用佳品。

139. 腰背痛患者如何在生活与工作中进行自我保健

常见腰背痛可由以下疾病引起（见图 64）。

腰背痛患者如果能在生活与工作中认真进行自我保健，在发作期间可以加快腰背痛的康复，腰背痛缓解后可以防止腰背痛的再次发作。具体的自我保健方法如下。

（1）注意姿势，用力得当，可防腰痛发生。如弯腰提起重物，或失去重心平衡而搬运重物，皆可发生腰痛。欲防腰痛发生，必须先下蹲后再提物。搬运重物时，脊柱的重心既不能前倾，亦不能后仰，否则皆会引起腰痛（见图 65）。

图 65A 正确提物。

图 65B 不正确提物。

图 65C 正确搬运，重心平衡。

图 65D 不正确搬运，重心失去平衡，易致腰部损伤。

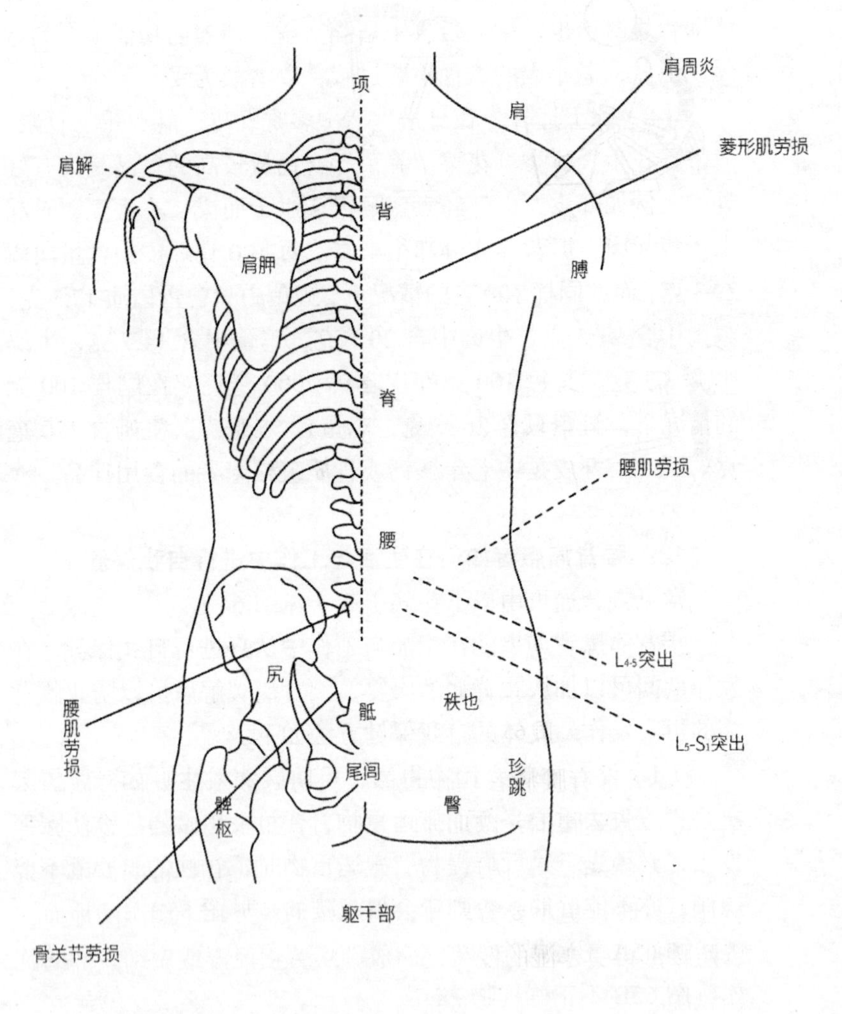
项
肩周炎
肩
菱形肌劳损
肩解
背
肩胛
膊
脊
腰肌劳损
腰
L_{4-5}突出
尻
骶
秩也
腰
肌
劳
损
L_5-S_1突出
尾闾
珍
跳
髀
枢
臀
躯干部
骨关节劳损

图 64　躯干部

图 65E 不正确姿势，易致腰部损伤。

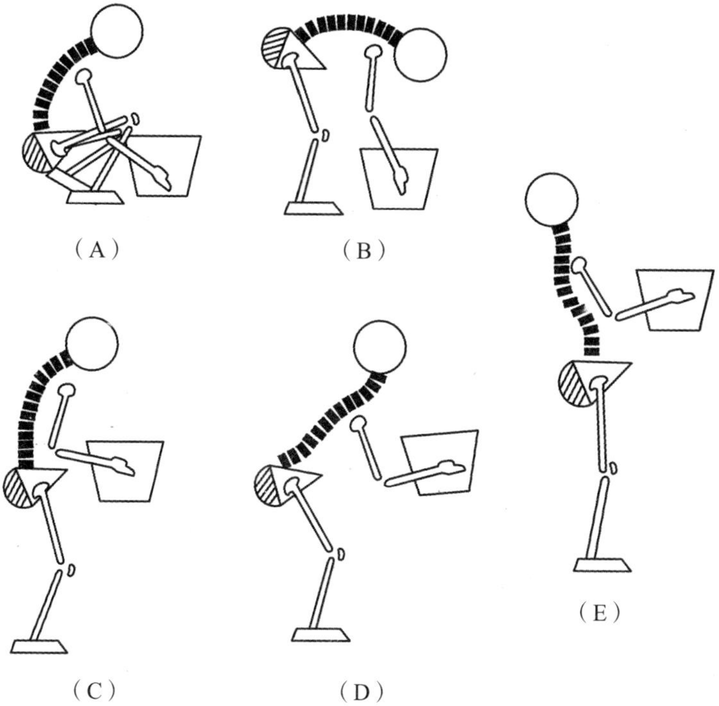

（A）　（B）　（C）　（D）　（E）

图 65　提取和搬运重物的 5 种姿势

（2）素有腰痛者宜睡硬板床，切忌贪图舒服睡过软的床垫，并应佩戴腰围，以加强腰部肌力，减少腰痛的复发。

（3）腰痛之天阴或过节气发作者即风湿腰痛也。该患者应注意保暖，更不要劳后汗出当风，更忌卧睡于潮湿的地面，以防腰部再受寒湿的侵袭，而成顽疾劳损风湿或瘀结夹邪的陈伤风湿。

（4）每于劳累后腰痛发作的即劳损腰痛患者，注意不要操劳过度，要房事有节制，保养肾精，可防劳损腰痛的发作发生。

140. 腰背痛患者如何进行自我按摩

腰背痛患者如果能够早晚各做一次自我按摩，效果定然良好。在腰痛期间有明显的解痛效果，日常能坚持按摩，可防腰痛的发生。腰部自我按摩的方法很简单，共有六节。

第一节为推擦法：两手掌重叠在腰椎正中，由上向下推擦 24 ~ 48 次，至局部有温热感（见图 66）。

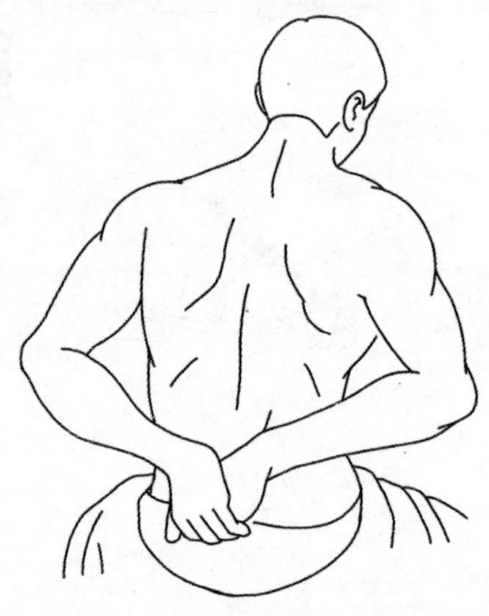

图 66　推擦法

第二节为捏拿法：两手分别捏拿，提放腰部肌肉 12 ~ 24 次（见图 67）。

第三节为揉摩法：两手掌心揉摩腰部 24 ~ 48 次（见图 68）。

第四节为滚压法：两手握拳，在腰部向四周揉压 24 ~ 48 次（见图 69）。

第五节为拍打法：两手空心握拳拍打腰部痛点 12 ~ 24 次（见图 70）。

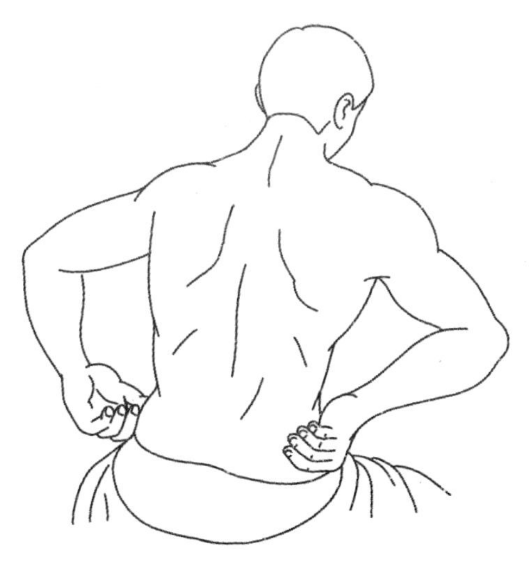

图 67　捏拿法

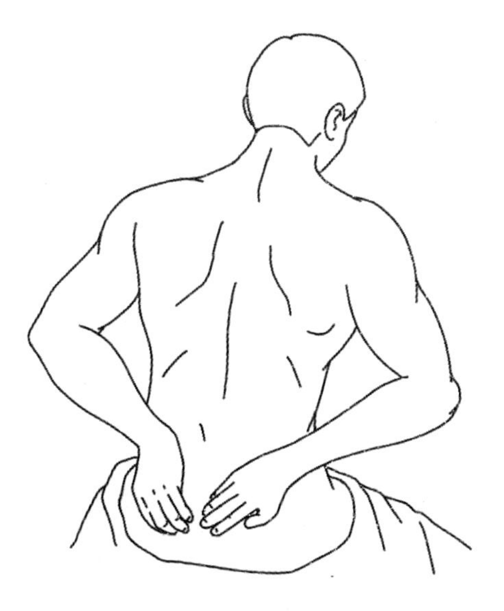

图 68　揉摩法

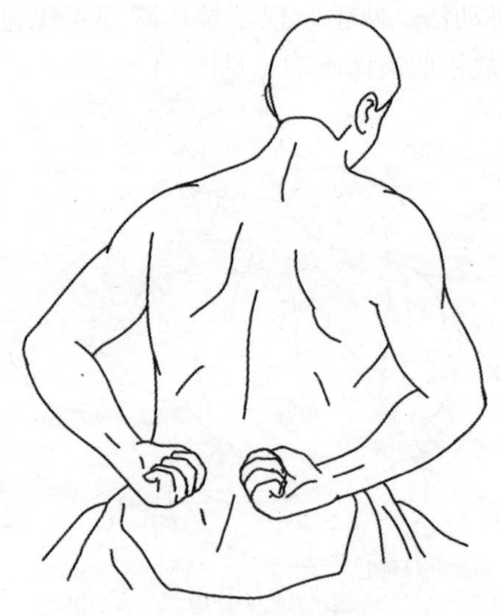

图 69　擦压法

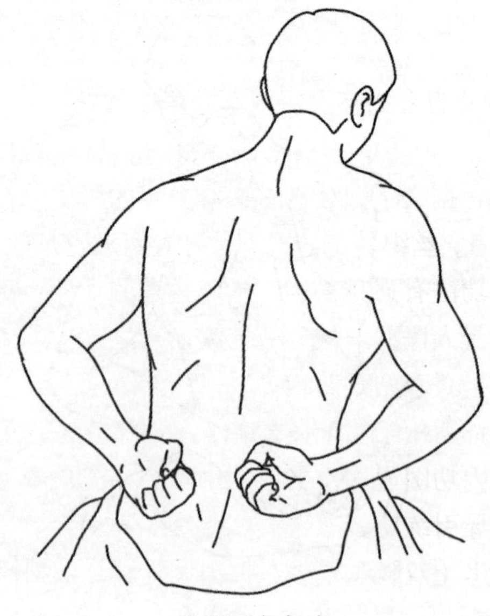

图 70　拍打法

第六节为抖动法：两手掌根部按压腰部，快速上下抖动 12 ~ 24 次，以放松肌肉而收功（见图 71）。

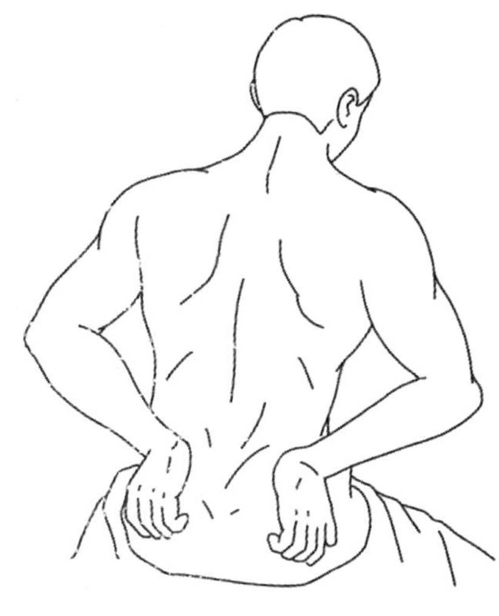

图 71　抖动法

141. 腰背痛患者如何进行中医的导引练功

腰背痛患者的导引练功主要是采用八段锦。八段锦是古代的导引健身法，据文字记载已有 800 多年的历史，在我国民间广为流传。锦者，丝织品也。丝织品对人们来说是颇为昂贵的。这八节健身练功法有强身祛病、延年益寿的功效，犹如八段丝织品一样，深受人民群众的爱戴，故命名之。

八段锦有坐式和站式两种。

坐式八段锦适用于年老体弱者（不能站立练功），内容摘自王祖源的《内功图说》一书。书中文图并茂，本书仅摘录其文字部分，供导引练功者参考。

闭目冥心坐（双腿盘坐），握拇固守神（双拇内扣掌心握拳置髋前）；叩齿抱昆仑（叩齿 36 次，双手后叉抱枕部），赤龙搅水津（舌按顺、逆时针搅动各 24 次，待生口水，鼓漱 12 次，分 3 次吞下送少腹丹田）；左右鸣天鼓（双手食指在后枕部弹叩 36 次）；掌摩后精门（双手心擦热后，在后腰肾俞穴按摩 36 次）；微摆撼天柱（双手相合，掌心向上，置少腹前，头颈脊柱向左右倾斜各 12 次）；伸膝攀足频（两脚放舒伸，低头攀足 12 次）；叉手双虚托（双手交叉，上托时掌心向上，下落时掌心向下，上下各做 12 次）；再候神水至，再漱再吞津，咽下汩汩响（照起势盘坐，双拇内握，固守心神，候津生往下吞，犹如龙行虎奔汩汩声）；六脉自调匀，百病化为尘。

站式八段锦共分八节。

第一节为五劳七伤往后瞧：两脚开立，与肩同宽，两手下按髋旁，手指朝前，掌心向下（见图 72A）。头慢慢地向左旋

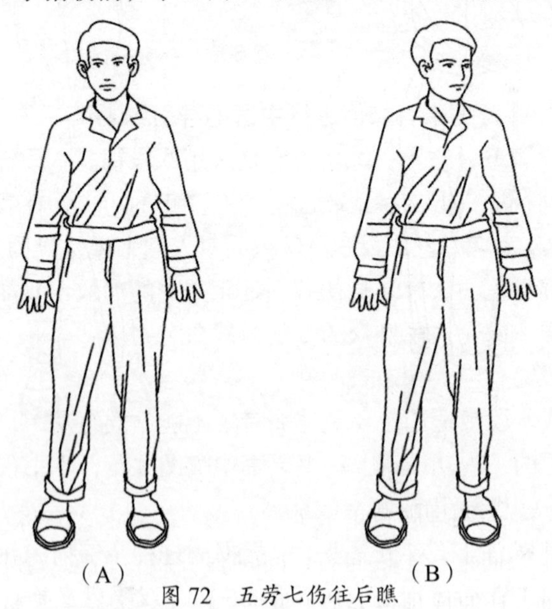

（A）　　（B）

图 72　五劳七伤往后瞧

转，至最大限度，眼视左后方，然后还原成预备姿势。接着头慢慢地向右旋转，至最大限度，眼视右后方，再还原成预备姿势，如此往复共做 8 次。其中呼吸的配合是头向后旋转时缓缓吸气，头向前还时，缓缓呼气（见图 72B）。

第二节为双手托天理三焦：两脚站立如前，两臂肘屈曲，手置脐旁，指尖相对，掌心向上（见图 73A）。两手翻掌上托，掌心向上，同时抬头看掌背，然后还原成预备姿势，如此往复共做 8 次。其中呼吸配合，两手上托时吸气，还原向下时呼气（见图 73B）。

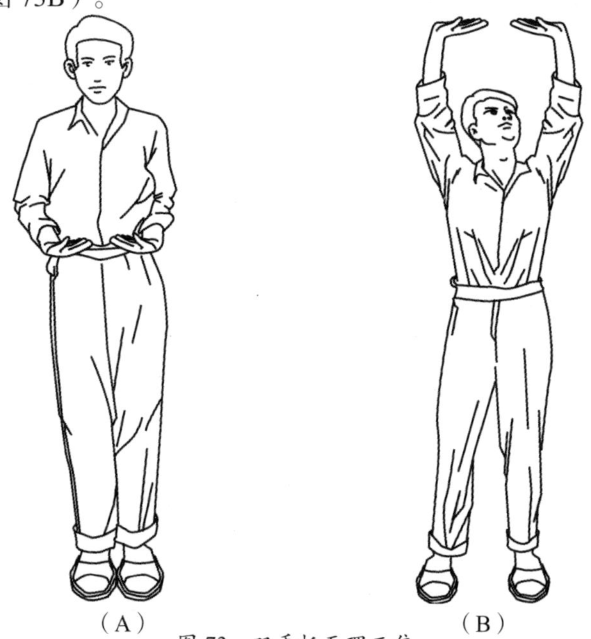

图 73　双手托天理三焦

第三节为调理脾胃单手举：站立姿势同上，先将左手翻掌上举，掌心向上，手指向右，同时右手翻掌下按，掌心向下，手指向前，还原成预备姿势（见图 74A）。接着右手翻掌上托，掌心向上，手指向左，同时左手下按，掌心向下，手指向前，还原成预备姿势。如此往复 8 次。手掌上举时吸气，下按时呼气（见图 74B）。

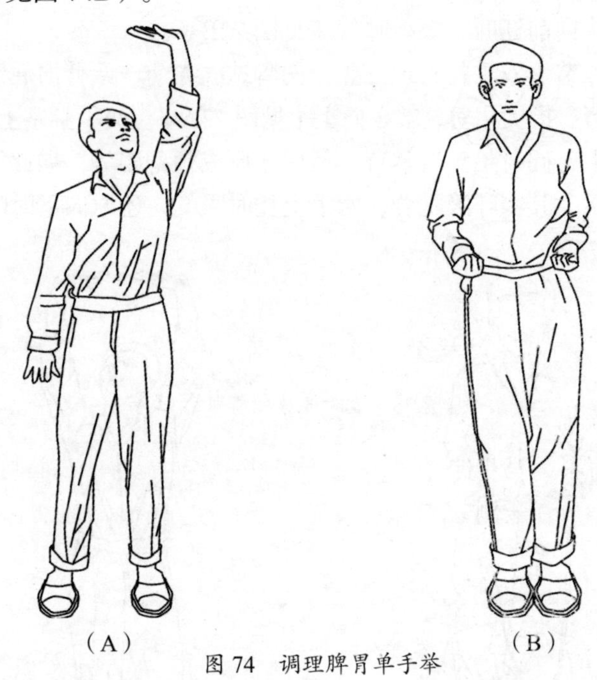

图 74　调理脾胃单手举

第四节为左右开弓似射雕：立正，两手握拳，放在腰侧，拳心向上。左脚向左侧跨一步，两腿弯曲成骑马势，两臂先在胸前交叉，右手握拳在外，左手在内，拇示两指伸直，握余三指，头向左转（见图 75A）。然后右手向右拉至头侧，左手向左方射出，示指朝上，眼视左前方，然后左脚收回，还原成预备姿势；有脚向右侧跨一步，两腿屈曲成骑马势，两臂胸前交叉，左手在外，握拳向左拉至头侧，右手在内，伸直拇示两指，握余三指，向右方射出，示指朝上，头向右转，眼视右前方，然后右脚收回还原成预备姿势。上述动作，左右射雕，共做 8 次。射出时吸气，收回时呼气（见图 75B）。

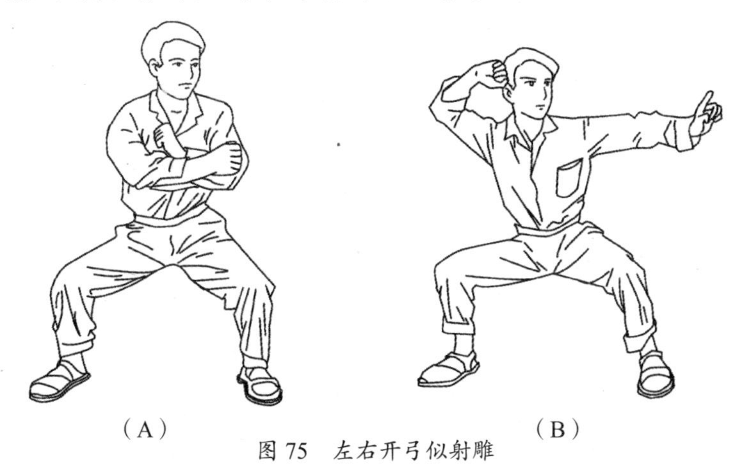

（A）　　（B）

图 75　左右开弓似射雕

第五节为马步冲拳增气力：两脚开立，两腿弯曲成骑马势，两手握拳放在腰侧，拳心向上（见图 76A）。左拳向左前方击出，

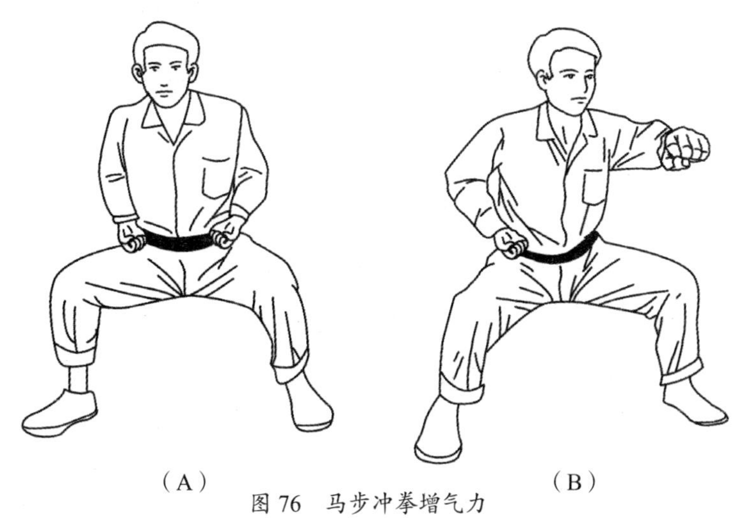

（A）　　（B）

图 76　马步冲拳增气力

掌心向下，然后还原成预备姿势；右拳向右前方击出，拳心向下，然后还原成预备姿势。左右击拳，共做 24 次。出拳吸气，收拳呼气（见图 76B）。

第六节为摇头摆尾去心火：两脚开立下蹲，双手叉腰，拇指在前（见图 77A）。先将头向右摇、尾向左摆，然后还原；再将头向左摇、尾向左摆，然后还原；这次左右摇摆共做 8 次。摇摆时吸气，还原时呼气（见图 77B）。

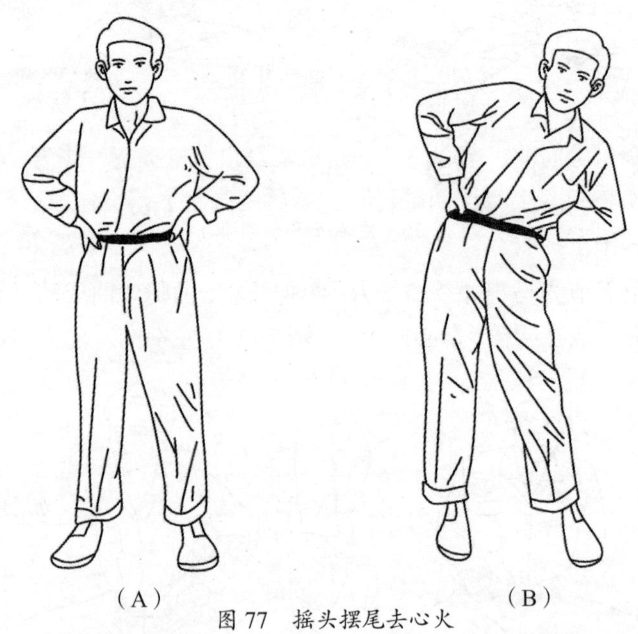

（A）（B）

图 77　摇头摆尾去心火

第七节为双手攀足固肾腰：两脚并立，两手置腹前，掌心向上，指尖相对。身体前屈（伸膝），翻掌下按鞋面，然后还原成预备势，共做 8 次。下按时呼气，还原站直时吸气（见图 78）。

第八节为背后七颠百病消：两脚开立，与肩同宽，两手

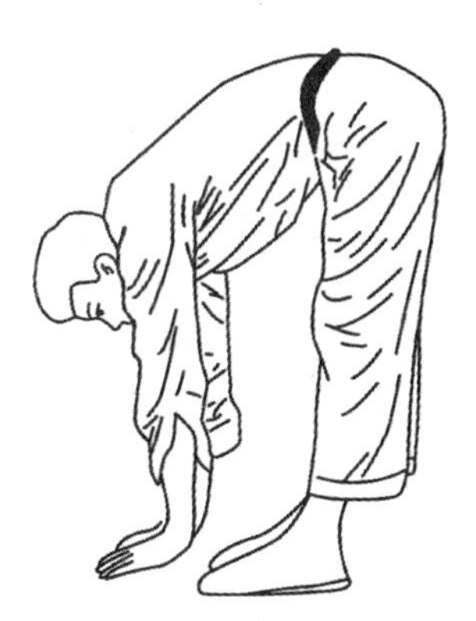

图 78　双手攀足固肾腰

下按，指尖向前，掌心向下。先将两脚跟尽量提起，脚尖抓地，同时头颈引身上提，两膝挺直；然后两脚跟下落，还原成预备姿势，上下往复共做 7 次。往上吸气，下落呼气（见图 79）。

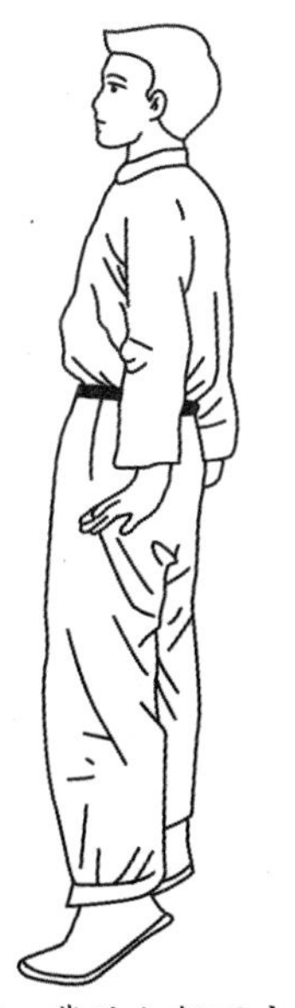

图 79　背后七颠百病消

髋腿部疾病

142. 髋痛主要由哪些疾病引起

（1）外伤性疾病：如股骨颈骨折、粗隆间骨折、髋关节脱位、髋部扭挫伤等。亦有与外伤有关的疾患如坐骨结节滑囊炎、弹响髋、股骨大转子滑囊炎、髂胫束挛缩、梨状肌综合征等。

（2）炎症性疾病：因化脓性细菌引起的关节内感染有化脓性髋关节炎；因结核菌引起的感染有髋关节结核；因非特异性炎症引起的感染有髋关节一过性滑膜炎。

（3）发育性疾病：先天性髋关节脱位、髋臼发育不良等。

（4）缺血性疾病：小儿股骨头骨髓炎，成人股骨头缺血性坏死等。

143. 弹响髋的弹响声是怎样发生的

弹响髋是指髋关节屈伸活动时，股骨大转子处发生弹响声，由此而命名。由于髂胫束的后缘和臀大肌肌腱前缘增厚，在髋关节屈伸活动时，上述增厚组织来回滑过大粗隆，故发生弹响声。

144. 是否髋部发有响声的都是弹响髋

髋部发有响声的不一定都是弹响髋，例如髋部退变亦可发出“格答”响声。所以确诊弹响髋要依据如下几点。

（1）此症多见于青壮年，患者自述有髋部弹响声。

（2）每当髋关节屈伸旋转活动时，弹响声发生在髂胫束后缘或臀大肌前缘增厚组织滑过股骨大转子时。

（3）髋痛不显，仅有髋部不适感。

（4）病变经久不愈，由于增厚组织的刺激，可继发股骨头大转子滑囊炎，而局部出现明显疼痛，且可能及条索状物。

145. 如何治疗弹响髋

（1）手法按摩。先搽按摩乳、解痉镇痛酊在髋部大粗隆处，再施以按摩揉擦手法。

（2）针刺。局部病变采用杨刺针法，正中取一针，周围再加四针，针后艾条灸，并拔火罐。必要时以皮肤针扣刺，再用火罐拔去瘀血。

（3）中药治疗。局部敷贴石氏伤膏加丁桂散、黑虎丹。内服小活络丸 1 粒，日服 2 次。

146. 坐骨结节处有一肿块是什么病

坐骨结节处的肿块，多是坐骨结节滑囊炎。该滑囊炎发生在臀大肌和坐骨结节之间，又称编织臀。本病多发生于从事久坐工作，较瘦弱的中老年人。由于坐骨结节滑囊长期受到挤压、磨损，以致滑膜受损，渗出肿胀，囊壁增厚而成。

147. 怎样诊治坐骨结节滑囊炎

（1）坐骨结节滑囊炎的确认主要依靠三点：

1）有久坐工作特点或坐骨结节处有慢性挤压受伤史。

2）局部肿胀压痛，行走时疼痛，不能久坐。

3）局部可摸到椭圆形肿物。

（2）其治疗：

1）若局部肿初时，患者宜坐软垫或圆形气垫，避免坐骨结节继续受压而疼痛加重。

2）针刺局部肿块的核中，以捻转提插重刺激之，尽量捣破囊，然后拔火罐，吸出瘀血。

3）若肿块偏大者，可用足跟踩击，挤破囊壁，亦可外敷温经通络膏加黑虎丹。

4）对于久治不愈的滑囊，亦可在局部严格消毒下，用小针刀划破囊壁而治疗之。

148. 梨状肌综合征是一种什么样的疾病

梨状肌起于骨盆内骶骨前面 2、3、4 骶前孔的外侧，向外下穿过坐骨大孔达臀部，以肌腱止于股骨大转子，是髋关节的外旋肌。正常人的坐骨神经自坐骨大孔穿出，经过梨状肌的下缘，沿大腿后侧向下走行。如果因急性扭伤或慢性劳损，使梨状肌发生充血、水肿、痉挛和粘连，能压迫坐骨神经而产生症状，这叫做梨状肌综合征，又称为坐骨神经盆腔出口综合征（见图 80）。

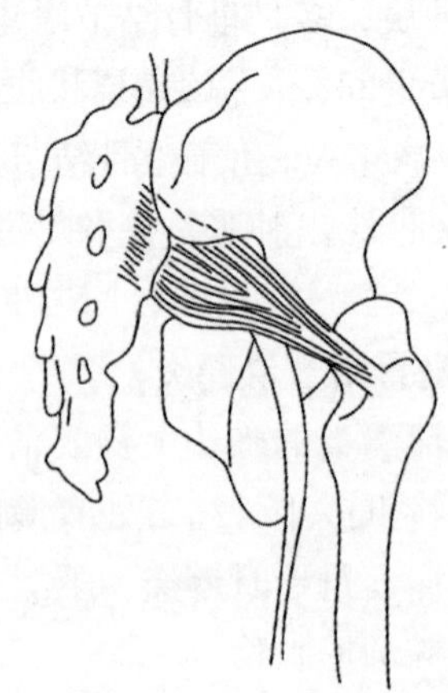

图 80　梨状肌综合征

149. 怎样确认梨状肌综合征

（1）有急慢性外伤史。

（2）患侧臀部疼痛，并沿大腿后侧、小腿后外侧放射（偶尔小腿外侧有麻木感）。

（3）在秩边穴可摸到该肌呈条索状隆起，并有明显压痛。

（4）直腿抬高正常，加强试验阴性，但梨状肌牵拉试验阳性（患者双脚平行站立，脚尖不动，脚跟向外移动肘，臀部出现疼痛者为阳性）。

150. 梨状肌综合征的治疗方法有哪些

梨状肌综合征的中医疗法有手法理筋、针灸火罐、中药治疗。

（1）手法治疗分三步进行：在手法理筋前，先在秩边穴用肘尖点揉、按摩，以放松臀部肌肉。

第一步，患者取侧卧位，助手握住其踝部，将上面的腿进行拔伸，医者在梨状肌处用双手拇指点按弹拨 3 次。

第二步，患侧取俯卧位，助手按住其健侧踝部进行固定，医者一手提拎患侧踝部，另一手按在梨状肌病变处，两手配合，向后提拉 2 次，第 3 次重拉，使髋关节过度后伸。

第三步，患者取仰卧位，医者一手按住患侧踝部，另一手按住膝关节，使髋膝关节过度屈曲，用力推挤 3 次，抵至胸前为度，使梨状肌得以舒展。

（2）针灸火罐疗法：以秩边、白环俞、环跳为主，配合承扶、委中、承山，针时艾条灸，并拔火罐。

（3）中药治疗：外贴石氏伤膏加黑虎丹，内服蝎蜈粉 3 克（分 2 次吞服）。

151. 什么叫髋关节一过性滑膜炎

髋关节一过性滑膜炎多见于儿童，是一种非特异性感染所引起的疾病。与外伤、蹦跳疲劳、伤筋诱发有关。病变发生在髋关节，滑膜充血水肿，关节内有透亮的渗出液。因病程短暂，故命名之。

152. 怎样诊断和治疗髋关节一过性滑膜炎

（1）诊断髋关节一过性滑膜炎主要依据如下几点。

1）本病好发于 3 ~ 10 岁儿童，多数发病较急，少数较缓慢。

2）患者体温稍高于正常体温，髋关节疼痛或膝关节疼痛，行走跛行。

3）髋关节呈屈曲畸形，活动受限，腹股沟冲门穴压痛明显，患肢往往有伸长畸形。

4）实验室检查，白细胞计数和红细胞沉降率一般正常，偶有增加。穿刺的关节液透亮，细胞培养阴性。

（2）其治疗方法有三个方面：

1）患者一旦确认为本病，即要嘱其绝对卧床休息 2 周，不能勉强负重行走，以利于水肿的吸收消退，并能防止反复发作，杜绝了儿童股骨头缺血坏死的发生。

2）需作患肢的海绵带皮肤牵引（1~1.5 千克），对髋关节有制动的功效，防止和纠正患儿关节畸形。

3）中药治疗：石氏牛蒡子汤剂量减半，加忍冬藤 6 克，赤小豆 12 克，水煎服，并用三色敷药加三黄膏外敷。

153. 何谓股骨头缺血性坏死

股骨头缺血性坏死有二种，一种是有菌性骨坏死，如骨髓炎、骨结核等因感染而发生的骨坏死。另一种为无菌性骨坏死，因该病的发生与细菌的感染毫无关系，而与骨组织的缺血有关，故目前称为缺血性坏死。股骨头因缺血而发生的坏死，称为股骨头缺血性坏死。

154. 股骨头、颈的血液供应来自何处

第一条是来自股骨头圆韧带的圆韧带小动脉，这支动脉血液供给的范围较小，只能满足股骨头头下部分的血液循环。

第二条是来自关节囊的小动脉，这条小动脉起源于旋股内动脉、旋股外动脉，这两支动脉在股骨颈基底部汇成动脉环，通过关节囊进入小血管来维持股骨头的血液循环。

第三条是股骨干滋养动脉，供给股骨颈基底部血液循环。

任何原因破坏或影响这三条血运来源，都会不同程度地影响股骨头、颈的血液循环，由此导致股骨头缺血性坏死。

155. 髋关节的解剖结构有哪些特点

髋关节由髋骨的髋臼和股骨上端的股骨头两部分构成，髋臼内侧面是关节软骨，中心点有一条韧带发出，止于股骨头，称之为股骨头圆韧带，在股骨头的末端有一个小凹是股骨头圆韧带的抵止点，半球形的股骨头也被关节软骨覆盖着，股骨干与股骨头相连的细处称为股骨颈，股骨干与股骨颈之间形成的132° 夹角，称之为颈干角。头臼之间有股骨头圆韧带、关节囊相连，髋关节的前面整个股骨颈都在关节囊内，而后面股骨颈有 1/3 在关节囊外。

髋关节是人体躯干与下肢连接的枢纽，其特点有三：负重大，剪力大，活动范围大，因而容易损伤，这是股骨头容易发生坏死的一个内在因素（见图 81）。

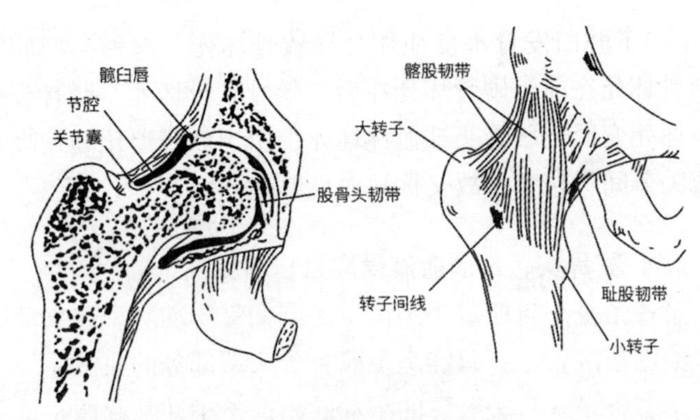

图 81　髋关节解剖图

156. 股骨头缺血性坏死由哪些因素造成

（1）外伤。外伤多见于股骨颈骨折或髋关节脱位后，因外伤后会引起股骨头的血液循环受到障碍，因缺血而发生坏死。中医在隋代就有与此有关的记载，巢元方《诸病源候论》云：“其卒然重伤，损皮肉，断骨髓，伤筋脉，血气阻绝，不能周荣。”亦有轻微反复的扭伤而致骨坏死者，如小儿蹦跳伤筋，髋关节软骨筋膜损伤及股骨头骨骺营养血管障碍而发生的股骨头骨骺炎，这属于儿童型的股骨头缺血坏死。

（2）过量或长期服用肾上腺皮质类固醇药物也能引起骨缺血性坏死，这一点已逐渐被人们重视。使用激素的疾病主要有胶原性疾病，如系统性红斑狼疮、类风湿关节炎、皮肌炎、硬皮病等。在使用剂量和时间问题上，文献报告各不相同，引起骨坏死主要是长期大量使用或间断使用一次用量过大，静脉注射比口服更严重。一般认为，骨坏死与激素药物的总剂量有关，当然这里也有个体的差异，如在关节内局部使用，反复连续注射后，亦会使关节软骨与骨缺血导致退变，乃至坏死。长期饮酒亦会导致骨质疏松，继而出现骨缺血坏死。

（3）髋臼发育不良往往会导致骨坏死，这种类型的特点是软骨坏死在前，硬骨坏死在后，随着软骨坏死，股骨头也将发生坏死变形。股骨头缺血性坏死，由于软骨退化萎缩吸收，导致关节间隙狭窄，故又称缺血性髋病。

157. 常见的股骨头缺血性坏死有哪几种类型

股骨头缺血性坏死有创伤性、激素性、髋臼发育不良性骨缺血坏死，以及儿童股骨头骨骺炎，除此之外，还有气压性骨坏死（潜水病）、血液系统疾患骨坏死（血友病骨坏死，戈谢病骨坏死，镰状细胞贫血症骨坏死）等。以上诸种骨缺血坏死，以前四种为临床常见的类型（见图 82）。

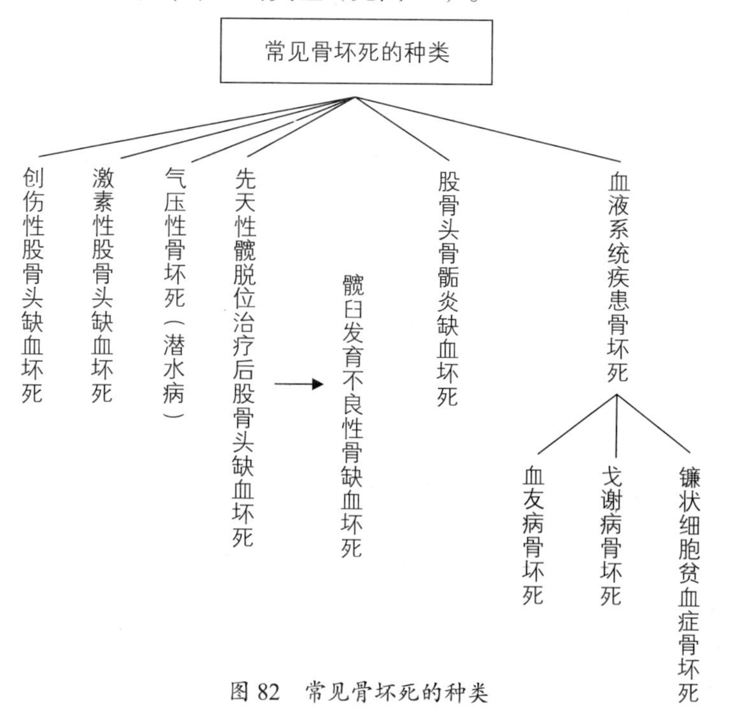

图 82　常见骨坏死的种类

158. 儿童股骨头缺血性坏死是怎样发生的

儿童股骨头缺血性坏死，又称儿童股骨头软骨病或骨骺炎，即佩森特病（Perthes），该病股骨变扁，故又称扁平髋，男孩多于女孩，以单侧发病为多。其发病原因，如儿童蹦跳伤筋，髋关节软骨筋膜损伤，一过性髋关节滑膜炎的反复发作或经久不愈，导致股骨头骨骺营养血管障碍，影响股骨头部的血液供应而发生骨骺炎。从儿童股骨头血供的特点可知，4 ~ 10 岁之间股骨头只依靠上干骺动脉，而股骨头的圆韧带的内骺动脉和下干骺动脉尚未完全参与股骨头血供，因此，当上干骺动脉受损，血液循环受到障碍后即可发生儿童股骨头骨骺炎。

159. 创伤性股骨头缺血性坏死是如何发病的

创伤性股骨头缺血性坏死多见于股骨颈骨折或髋关节脱位后。股骨头、颈的血液供应受障（如旋股内、外动脉的损伤，圆韧带的损伤，上骺动脉损伤），因缺血而发生坏死，其发病机制见图 83。

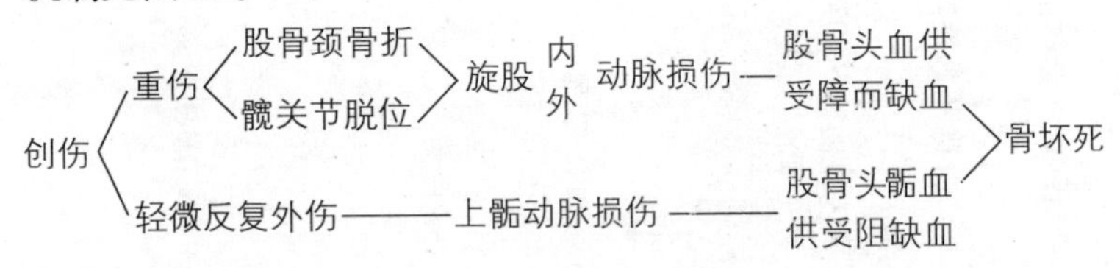

图 83　外伤与骨坏死

160. 长期应用激素为什么会引起股骨头缺血性坏死

长期应用激素或一次用量过大（静脉注射比口服更严重）为什么会引起骨坏死呢？其途径有二：一则长期应用激素后，会使血液凝固性增高，血流变慢，细微静脉栓塞，在骨半闭合状的硬壳内形成髓内压升高，因高压导致骨内微循环障碍，缺血而骨坏死。二则，学者在研究中发现，长期用激素，会造成脂肪代谢紊乱，这些患者的三酰甘油、胆固醇皆有明显升高，形成脂肪肝，它释放脂栓，造成髓内血管梗阻，血供不足，终而缺血坏死（见图 84）。

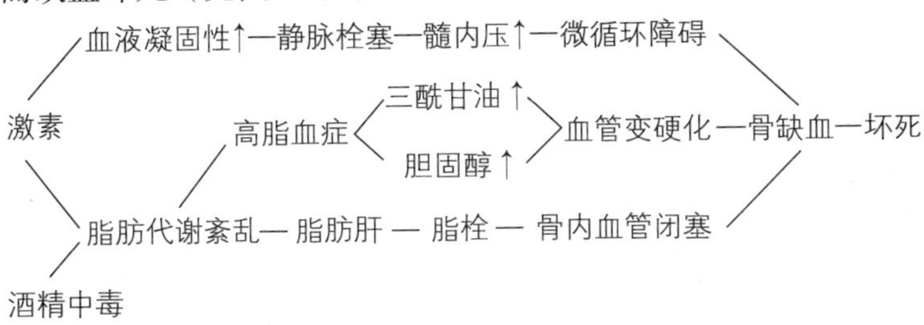

图 84　激素与骨坏死

161. 长期饮酒亦会导致股骨头缺血性坏死吗

长期饮酒或大量饮酒，皆可发生酒精中毒，患者会出现高脂血症，与激素性骨坏死有类似的变化，特别是对于个别易感者，会出现血中游离脂肪酸升高，因血管炎使骨内血管闭塞而发生缺血坏死。当然在慢性酒精中毒的过程中会出现骨质疏松，这也加速了骨缺血性坏死的进程。

162. 髋臼发育不良何以会导致股骨头缺血性坏死

髋臼发育不良是指股骨头没有相应的髋臼与之相配，股骨头大而髂臼浅，不能正常地包容股骨头，使股骨头呈脱位。髋臼发育不良之所以会导致股骨头缺血性坏死的发生，是由于髋关节是人体的负重关节，股骨头大，髋臼浅，关节腔亦小，但人体重力不减，使关节内压力骤增，血脉受阻，营养不良，天长日久，关节软骨首先受损，由软化、萎缩、吸收，导致关节间隙狭窄，病变得不到控制，进一步发展，继而发生硬骨的骨髓瘀滞水肿，骨髓坏死，骨小梁坏死，由此以股骨头缺血坏死而告终（见图 85）。

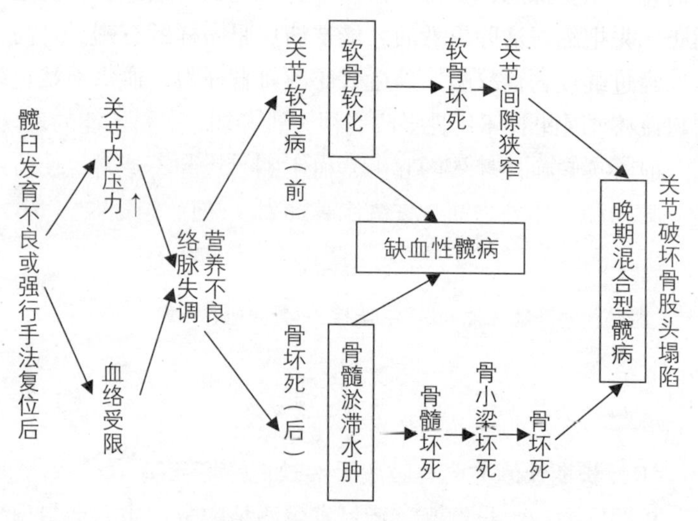

图 85　髋臼发育不良与骨坏死

163. 中医伤骨科对股骨头缺血性坏死是怎样认识的

据肾主骨的理论，肾主骨生髓，肾气充沛，骨髓濡养源源而来，肾气亏损，骨失所养，髓枯骨痿，骨缺血坏死乃必然之果。至于骨痹、骨蚀与本病确有关联，结合临床说明之。

有些骨坏死患者，确有髋痛畏寒，逢冷痛剧，得热痛减，这与兼感寒湿之邪有关，寒邪收引，血脉不通的缘故。一旦以温经散寒之法（内治、外治）治疗后，寒痛之症定能得以改善，但骨缺血坏死的修复还得依据肾主骨的理论，以活血补肾才有生骨生髓之机。如果一味使用温燥之剂，徒伤阴血，毫无生骨之效。

至于骨蚀之说，如儿童股骨头缺血性坏死，这与骨肿瘤的“骨蚀”溶骨性破坏有着本质上的区别，前者是可逆的，这些患者在经过系列综合治疗后，其坏死骨吸收超过新骨的修复，此时患者不要惊恐，这是中医治疗骨坏死的必然过程，犹如造房子，先把废墟清除，然后才能造新房是一样的道理。

经过继续的治疗后，新生骨小樑日益充盈，髋痛症状也就得以改善。因此对坏死骨吸收应视为骨萎弱，生髓无能的表现。

股骨头缺血性坏死的起因是血不和，经脉不流行，使体内之脏腑失调，体外之筋骨失去濡养而发生缺血坏死。

综上所述，通过三条渠道导致本病（见图 86）。

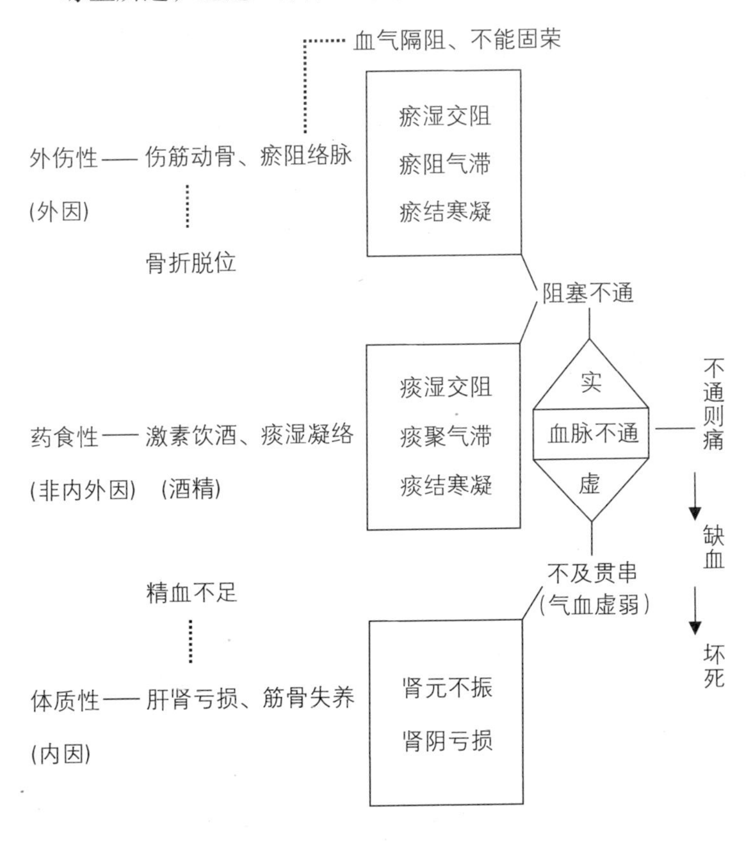

图 86　中医伤骨科对股骨头缺血性坏死的认识

164. 股骨头缺血性坏死的发病机制是怎样的

股骨头缺血性坏死是组织病理学上的概念，是不可逆的，是反复缺血的结果（见图87）。

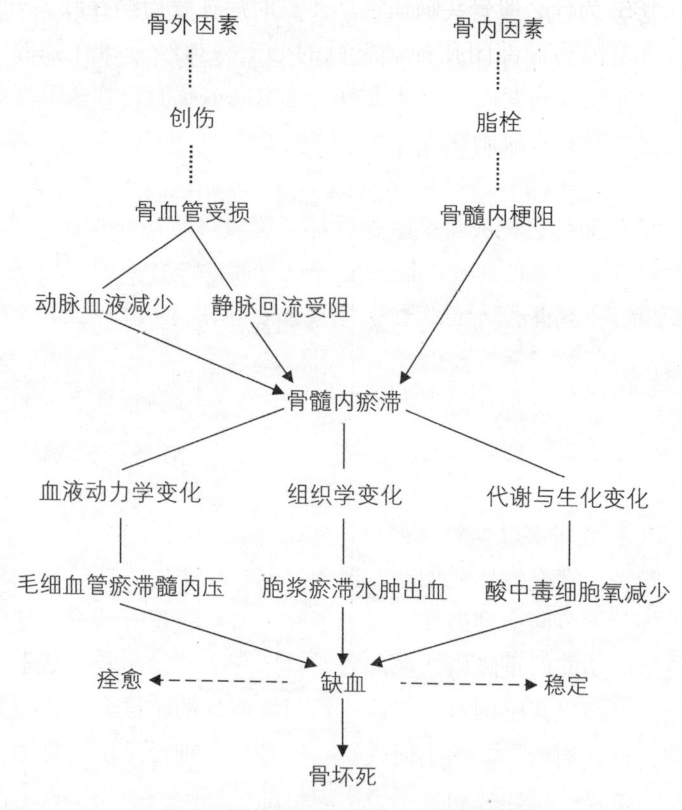

图87　股骨头缺血性坏死的发病机制

165. 为什么说股骨头缺血性坏死是“不死的癌症”

股骨头缺血性坏死患者，由于股骨头坏死变形，行走呈跛行，髋痛和膝痛颇剧，给工作和生活带来了莫大的困难，在肉体上要忍受很大的痛苦，严重可致残疾，病情甚顽固，不容易治好，但不会引起癌变致死的危险，故有“不死的癌症”之称，为目前伤骨科的一大顽症。

166. 为什么股骨头缺血性坏死有时病在髋而痛在膝关节

这是因为髋部闭孔神经下行的分支隐神经分布在膝部内侧，故而髋部病变而痛在膝关节。这也提示我们：膝关节疼痛不能忘记股骨头缺血性坏死存在的可能性。

167. 为什么把股骨头缺血性坏死称为冠髋病

股骨头缺血性坏死的髋膝痛屡见急性发作者，因负重操劳过度或风寒湿侵袭，导致骨内血管梗塞，肌肉痉挛，髋部僵硬，活动受限，疼痛剧烈。但经适当治疗后，髋膝痛一旦缓解，髋部功能即恢复正常，医学上把这种髋痛的急性加剧称之为冠髋病，类似于心绞痛的冠心病。

168. 股骨头缺血性坏死会导致瘫痪吗

股骨头缺血性坏死病变发展到后期，由于髋关节内软骨萎缩吸收，关节面遭到破坏，发生了髋关节半脱位等畸形，导致髋关节的功能严重障碍，髋部一动就感疼痛，使患者生活不能自理，走路也甚感困难，但这一切与瘫痪是两个概念。瘫痪是运动、感觉均消失，大小便失禁，这是中枢神经系统（脊髓）损害的结果。骨坏死病变不会出现运动、感觉的消失，大小便失禁等症状。所以股骨头缺血性坏死不会导致瘫痪。

169. 一旦患上股骨头缺血性坏死就意味着终身残疾吗

股骨头缺血性坏死的发病是一个缓慢的过程。如果病变在Ⅱ期以内即仅是股骨头内坏死囊性变时就予以重视，采用中医治法——化瘀血、祛痰湿、通经脉、补肝肾、长骨髓，是完全可以治好的。但当病变发展到Ⅲ、Ⅳ期时，股骨头已变形，关节间已狭窄，虽然通过中医内、外八法治疗，其坏死区的骨小樑已修复充盈，髋关节的功能也可改善，但变形的股骨头却难以复原了。因此，股骨头缺血性坏死的早期诊断、早期治疗是关键，可避免后遗症的发生，及给患者带来的生活上的痛苦。

170. 股骨头缺血性坏死是否有遗传性

股骨头缺血性坏死的病因很复杂，其中是否有家族遗传这一因素在内，目前学术界尚未定论。有些学者经过大量的研究工作之后，得出了对某些疾病，股骨头缺血性坏死有一定的家属遗传倾向。笔者在大量的临床实践中，曾遇一例：患者，其外父患过梅毒，其母亲及其同辈外甥女子皆患髋臼发育不良型股骨头缺血性坏死。因此，对于髋臼发育不良的患者，特别对女孩，可能有一定的股骨头缺血性坏死的遗传倾向。

171. 女性髋臼发育不良型股骨头缺血性坏死为什么多发生在 45 岁以后

这是因为妇女都要经历生育的过程，其后体型渐肿，髋部负重增加，随着年龄递增，40 岁后肝肾之气渐而衰退，肝主筋藏血，肾主骨藏精，肝肾不充，精血不足，筋骨失养，骨质疏松，股骨头血供不足，容易发生缺血性坏死。

172. 确认为股骨头缺血性坏死主要依据有哪些

（1）病史。各型骨坏死其病史是不同的，有明确外伤史者如股骨颈骨折、髋关节脱位或跌打扭挫伤筋史；亦有长期或短期大量的使用激素或白酒嗜饮史；当然，也有些患者毫无任何外伤史，而仅见于髋臼发育不良所致，亦有罕见的原因不明的患者。

（2）临床症状以髋痛为主，呈隐渐性钝痛。亦有患者发生本病前仅见膝关节酸痛，多次未见异常。一旦确诊为股骨头缺血坏死，病变已至中后期了。

（3）患髋运动障碍，特别是外展外旋活动受限，股内收肌起处肌挛缩，筋粗，压痛明显，伴有股头肌萎缩，患肢短缩，若超过 2.5 厘米，其行走即呈跛行。

（4）特殊体征：

1）压痛点多在腹股沟中点或内收肌起处。

2）纵向叩击试验呈阳性。其检查法为先将患肢伸直稍抬高，医者用拳叩击其足跟，冲击力向上传递而出现髋痛。

3）4 字试验阳性。检查方法：嘱患者平卧于检查桌上，跷起患肢，将外踝搁在健肢髌骨上方，检查者用手压其患侧膝部，若髋部出现疼痛而使膝部不能接触桌面为阳性。

4）艾利斯试验阳性。当髋、膝关节各屈曲至 90° 时，若发现患侧膝部低于健侧即为阳性。

5）滚动试验阳性。患者仰卧，下肢伸直，将小腿向内旋转又向外旋转，若髋部出现疼痛即称为阳性（见图 88A，图 88B）。

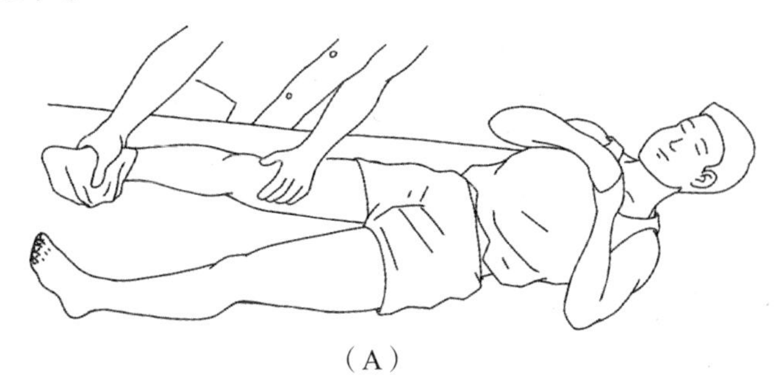

（A）

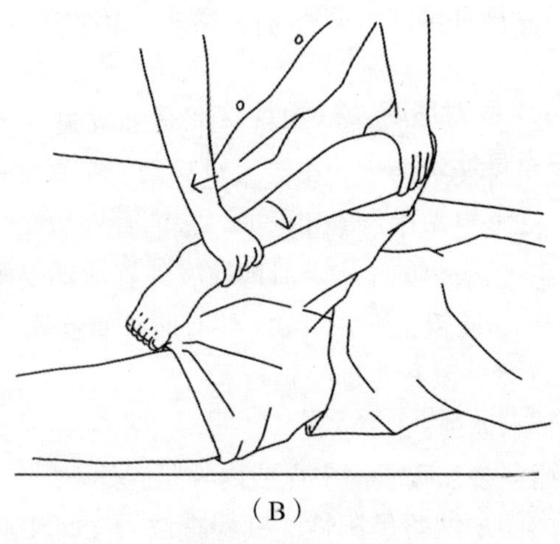

（B）

图 88　滚动试验

173. 目前国际公认的股骨头缺血性坏死分期标准是什么

本病分为五期：0 期，骨活检阳性；Ⅰ期骨扫描阳性、CT 阳性、MRI 阳性；Ⅱ ~ Ⅳ期 X 线摄片阳性（其中骨质缺血坏死为Ⅱ期、骨坏死伴股骨头塌陷为Ⅲ期、股骨头变扁体间隙狭窄为Ⅳ期）。除此之外，还可根据骨坏死区的定位和定量分类，据位而分为内侧型、中心型、外侧型；据量有 ABC 三级，<15% 为 A，15% ~ 30% 为 B，>30% 为 C。

174. 怎样判别儿童股骨头骨骺炎的吉凶

儿童股骨头骨骺炎目前一般采用四期分类法：Ⅰ期仅见关节间隙加宽；Ⅱ期股骨头骨骺中心有原始缺血区，即“头内有头”；Ⅲ期为股骨头骨骺破碎，间隙出现囊性变，头外形扁平、塌陷；Ⅳ期为修复阶段，股骨头骺碎块重新融合。其骨成熟后有四种畸形：髋膨大、短髋、不规则髋和剥脱性骨软炎。

骨骺炎如果出现如下情况，预后较差：①股骨头向外半脱位；②骨骺坏死大于20%者；③患儿年龄在8岁以上者。

175. 中医对股骨头缺血性坏死是怎样进行辨证分型的？各型的特点是什么

中医将本病分为实证和虚证。实证有外伤性瘀证和激素性痰湿证。瘀证又分为瘀积湿热证、瘀阻气滞证、瘀结寒凝证。痰湿证又分为痰聚湿热证、痰阻气滞证、痰结寒凝证。虚证分为肾阳虚和肾阴虚。

上述8种证型的特点如下。

（1）瘀积湿热证：多有创伤史，瘀积蕴结，郁而化热，症见伤处瘀痛，痛呈发作状，口苦口干，舌苔黄腻，质暗，脉来弦滑而数。

（2）瘀阻气滞证：上证瘀湿化热退后，伤处隐痛不舒，络脉仍然气滞血阻，循行不畅，舌苔薄腻边有紫点，脉弦滑。

（3）瘀结寒凝证：病久缠身，寒湿凝络，患髋畏寒，常年不温，遇阴寒或雨湿，酸痛加剧，苔薄质淡，脉沉细。

（4）痰聚湿热证、痰阻气滞证、痰结寒凝证，它们皆与服过量激素或长期嗜饮白酒有关，体质肥胖，舌苔厚腻边有齿痕，脉来濡滑或弦滑。痰证因其兼邪——湿热、气滞、寒凝的不同而临床表现不一，可参考创伤型中湿热证、气滞证、寒凝证，此处不再赘述。

（5）肾阳虚证：病变发展到后期或素体肾阳不振，面色乏华，神萎乏力，不耐操劳，行走髋痛，形寒肢冷，便溏尿频，舌苔薄白质淡体胖，脉沉达。

（6）肾阴虚证：肝主筋，肾主骨，肝肾精血亏损，筋骨失养，面红口干，肝欲升火，便坚溲赤，苔净或光剥质红，脉弦细数。单纯实证与虚证如上所述，但临床每多虚实相兼，实中有虚或虚中有实，或肾阳阴俱虚，故医者要守其常，通其变，才能应付复杂多变的临床实践。

176. 中医是怎样治疗股骨头缺血性坏死的

股骨头缺血性坏死的中医伤骨科治疗是通过四诊八纲，辨证分型，辨证内治（活血化瘀、补肾长骨），配合外治（温通血脉，充养骨髓），以促使骨坏死的修复愈合。

177. 诸氏骨坏死内治八法包括哪些内容

遵循中医内治法则："急则治其标，缓则治其本。"病变初期属实证，当泻之，应化瘀血，祛痰湿，为生新创造条件。病至后期，属虚证，当补之，补肾气以充养骨髓。临床常用的内治八法，并有同名八方，现简述如下。

（1）清湿化瘀长骨法，适用于瘀湿挟热证。用清湿化瘀长骨汤主之（三妙防己赤豆行，桃延三宝接骨木，丹皮参和砂果仁）苍术9克，黄柏9克，川牛膝12克，汉防己9克，赤小豆30克，王不留行子9克，桃仁9克，延胡索9克，骨碎补9克，地鳖虫6克，煅自然铜12克，接骨木9克，牡丹皮9克，丹参30克，生薏苡仁15克，砂仁3克（后下），水煎服。方中黄柏、苍术、牛膝乃三妙方，导湿热下行为主，配合王不留行子、延胡索、牡丹皮、丹参、桃仁活血止痛，化瘀生新；骨碎补、自然铜、地鳖虫为伤科接骨三宝，复加接骨木，更添化瘀续骨之功。防己、赤小豆、砂仁以加强利湿消肿。

（2）理气化瘀长骨法，适用于瘀阻气滞证。方用理气化瘀长骨汤（香附枳壳青阵颂，归芍桃红苏木苓，三宝接骨草膝仁）制香附9克，枳实9克，枳壳9克，青皮6克，陈皮6克，当归6克，赤芍12克，桃仁9克，红花6克，苏木9克，白茯苓12克，骨碎补9克，煅自然铜12克（先煎），地鳖虫6克，接骨木9克，生甘草6克，川牛膝9克，砂仁3克（后下），水煎服。方中香附、枳壳、青陈皮、砂仁理气通滞；当归、赤芍、苏木、桃仁活血化瘀；三宝接骨木以化瘀续骨，牛膝引药下行，甘草之甘缓急而调和诸药。

（3）温经化瘀长骨法，适用于瘀结寒凝证。方用温经化瘀长骨汤（麻桂辛芷桃芍红，二骨二仙鹿角霜，炙草牛膝路路通）炙麻黄6克，桂枝6克，细辛3克，白芷9克，桃仁9克，赤芍12克，红花6克，骨碎补9克，补骨脂9克，仙茅9克，淫羊藿9克，鹿角霜15克（先煎），炙甘草6克，川牛膝9克，路路通9克，水煎服。方中麻、桂、辛、芷温经散寒；桃芍活血化瘀，二骨二仙鹿角取其温肾气以充养其骨髓。

（4）清湿化痰长骨法，适用于痰湿挟热证。方用清湿化痰长骨汤：黄柏9克，苍术9克，川牛膝12克，防已9克，赤小豆15克，骨碎补9克，地鳖虫6克，煅自然铜15克（先煎），接骨木9克，白芥子9克，莱菔子9克，车前子30克（包煎），生薏苡仁15克，白豆蔻3克后入礞石滚痰丸9克（包煎），水煎服。方意参考清湿化瘀长骨汤，以祛痰湿之药更替化瘀之品，方中白芥子、莱菔子、薏苡仁、车前子、礞石之辈化痰湿，对肥胖患者的减肥复骨甚宜。

（5）理气化痰长骨法，适用于痰湿气滞证。方用理气化痰长骨汤：香附9克，枳壳9克，姜半夏9克，陈皮9克，白茯苓12克，炙甘草6克，骨碎补9克，自然铜12克，地鳖虫6克，接骨木9克，胆南星6克，竹茹6克，白豆蔻3克（后下），指迷茯苓丸9克（包煎）。上方取其涤痰长骨之意。

（6）温经化痰长骨法，适用痰湿寒凝证。方用温经化痰长骨汤：熟地黄15克，肉桂3克，炙麻黄6克，鹿角胶9克（先煎），白芥子6克，炮姜3克，骨碎补9克，补骨脂9克，淫羊藿9克，仙茅9克，莱菔子9克，白茯苓9克，炙甘草6克，白豆蔻3克（后入），怀牛膝9克，水煎服。方中以熟地黄、肉桂、炙麻黄、鹿角胶、白芥子、炮姜（即阳和汤）温阳化痰湿，复加骨碎补、补骨脂、淫羊藿、仙茅以补肾长骨，莱菔子、茯苓以导痰湿下行而洁静府。

（7）养元补肾复骨法，适用于肾阳虚证。方以养元补肾复骨汤（熟地仙萸肉苁蓉，骨仙首乌归芪乳，猴骨草膝鹿胶砂）。熟地黄15克，山茱萸9克，肉苁蓉9克，补骨脂9克，淫羊藿9克，制何首乌9克，当归6克，炙黄芪30克，乳香6克，炙酥猴骨粉3克（吞），怀牛膝9克，鹿角胶6克（烊冲），砂仁3克（后入），水煎服。上方取有归饮法，去桂附之燥，代之以肉苁蓉、何首乌、补骨脂、淫羊藿、鹿角胶、猴骨粉之温润，温肾补阳，元阳得振，命门之火，温煦骨髓。

（8）滋阴补肾复骨汤，适用于肾阴虚骨坏死。方用滋阴补肾复骨汤（知柏增液杞菊精，二至丹参草膝应，龟胶猴骨并砂仁）。知母9克，黄柏9克，生地黄15克，玄参9克，麦冬9克，枸杞子9克，杭菊花9克，黄精30克，女贞子9克，墨旱莲9克，丹参30克，炙甘草6克，怀牛膝9克，龟甲胶6克（烊冲），炙酥猴骨粉3克（吞），砂仁3克（后下），水煎服。上方取左归饮加味，添加增液汤、龟甲胶以补阴液，猴骨以骨补骨，知柏清泄相火，使阴精得以培育，骨髓得以滋养，坏死骨得以生机而修复。

178. 长服煎药有困难，是否有诸氏骨坏死系列中成药

股骨头缺血性坏死是慢性病，长期煎服中药，对有些外出工作的患者带来一定困难，为此需要一套系列的中成药。笔者

经多年临床实践经验，已创制了一套有效的方药。创伤性骨坏死前期以诸氏化瘀长骨片治之，每次5片，日服3次；激素性骨坏死前期以诸氏祛湿长骨片治之，每次5片，日服3次。该两种中成药以化瘀血、祛痰湿治标为主，兼以固本长骨。诸氏阳生丸、诸氏养元复骨冲剂可治疗骨坏死后期肾阳虚患者。诸氏阳生丸，每服4粒，日服2次；诸氏养元复骨冲剂，每次1包，日服2次。诸氏阴长丸、诸氏滋阴复骨冲剂可治疗骨坏死后期肾阴虚患者。诸氏阴长丸，每次4粒，日服2次；诸氏滋阴复骨冲剂，每服1包，日服2次。该四方乃固本补虚之方，按补肾长骨之理，只要按疗程坚持服药，就能在临床上收到良好的效果。

179. 诸氏骨坏死外治八法采用哪些项目

股骨头缺血性坏死在内治活血化瘀（祛痰湿）、补肾长骨的基础上必须配合外治。内外兼治是石氏伤科、魏氏伤科的优良传统。外治可以更快地改善局部血液循环，使经脉流行，筋骨得以濡养，骨坏死得以修复。诸氏骨坏死外治八法采用按摩疗法、针罐疗法、敷贴疗法、熏洗疗法、血循促进法、牵引疗法、避重疗法、动髋疗法。

180. 股骨头缺血性坏死的按摩疗法如何操作

一般医院按摩科对股骨头缺血性坏死是拒绝采用手法推拿来治疗的，患者也怕按坏骨头。诸氏骨坏死专科却把按摩疗法列为外治八法之一。其关键在于改变了传统挤压式摇髋法（特别是对晚期骨坏死患者），而改之于提腿摇髋，使狭窄的关节间隙拉宽，避免因推挤而增加磨损。着力点在筋而不及骨，通过治筋来治骨病，因为骨是靠筋来濡养的。本病具体按摩操作顺序如下：患者仰卧，患肢尽力外展搁在医者腿上，医者一手握在踝部向下牵引，另一手在髋周围居髎穴、冲门穴及股内收肌的起点进行㨰、按、点、揉，弹筋拨络 10 分钟。然后双手握住患肢踝部向下牵拉 10 余次。继尔医者两手配合，在提腿的前提下进行向内和向外旋转髋部各 15 次。最后以搓、抖放松筋肉而收功。实践证明，手法治疗是通过对骨关节周围的筋肉及关节间隙软骨起刺激效应，促使血流加快，改善骨内静脉瘀滞，达到降低骨内压的作用。

181. 针罐疗法如何治疗股骨头缺血性坏死

针罐疗法包括针灸加拔火罐（见图 89A，图 89B）。针灸常取环跳、白环俞、秩边、居髎、冲门、风市、足三里、绝骨等穴。针后在针柄上加艾条温灸之，起针后加拔火罐。在针灸治疗中，不要忽视于髋臼周围及骨膜上取阿是穴，因为骨膜是一种覆盖于骨表面的结缔组织，骨膜纤维外层有动脉血管分布，

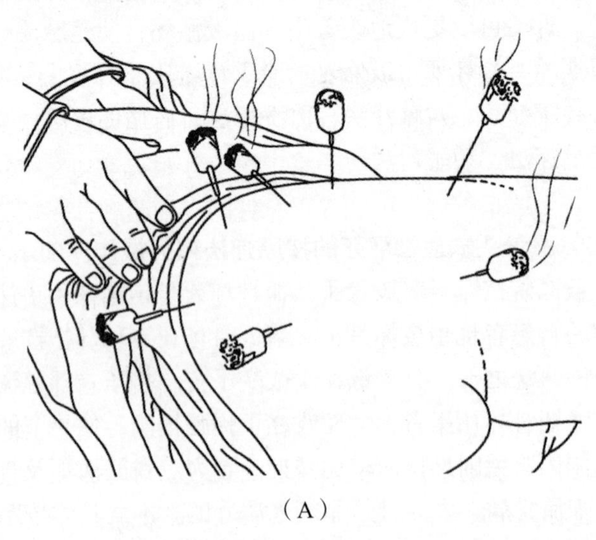

（A）

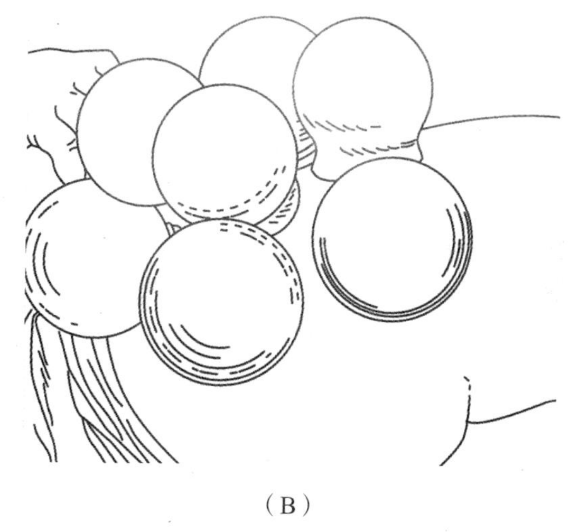

（B）

图 89　针罐疗法

在此进行温针拔罐有温通血脉、充养骨髓的功效。

182. 双手行针法是如何治疗股骨头缺血性坏死的

近年来，双手行针法治疗股骨头缺血性坏死在临床上收到了良好的效果。双手行针法是将中医学针刺与气功发放外气相结合，并由单手行针发展到双手行针的一种新的针疗疗法。双手行针操作法：医者在患者病灶周围选择方位后，即用 5 ～ 7 枚针于这些方位刺入，由多手（包括患者）与病体形成闭合回流，进行捻转提插导气 30 秒，隔 10 分钟再次导气，共导 3 次气。在导气过程中，患者深感局部有酸胀、温热、转圈的感觉。

石氏伤骨科历来重视针灸疗伤，视针治为外治之一。针灸有调和阴阳、疏通经络、扶正祛邪的功效，对骨坏死来说亦如此，通血脉，养骨髓，《金针赋》曰："气速效速，气迟效迟。"

说明从针刺后局部得气的快慢、强弱与否可以预测疾病康复的预后。骨坏死这一难治顽症局部针感较差，因此如何加强局部针刺效应是伤骨科临床医师应关心的事。双手行针导气正是适应骨坏死针感的需要，因而在临床确实取得了良好的功效，值得研究推广应用。

183. 怎样应用敷贴疗法治疗股骨头缺血性坏死

吴师机《理瀹骈文》曰：“外治之药即内治之药，所导者法也。”外治敷贴之药与内服药具有同样的功效，所不同的只是用药途径。骨坏死前期以化瘀消肿为主，以石氏三色三黄膏或魏氏三圣散为宜。后期以温通血脉、补肾长骨为主，石氏伤膏加丁桂散、接骨散或魏氏骨科膏外治之。

184. 熏洗疗法如何应用于股骨头缺血性坏死

采用中药熏洗已成为股骨头缺血性坏死的常规治疗，药熏后髋部温热舒适感可达数小时，颇受患者欢迎。

外用熏洗方：川桂枝 9 克，生麻黄 9 克，北细辛 9 克，香白芷 9 克，生川乌 9 克，生草乌 9 克，生南星 9 克，生半夏 9 克，桃仁 9 克，红花 9 克，三棱 9 克，莪术 9 克，伸筋草 9 克，骨碎补 9 克，山柰 9 克，荜茇 9 克，丁香 4.5 克，加水煎洗患处。

民间可取在条子板的折叠下放一只电火锅中加药加水煎熏之，每次半小时，日 1 ~ 2 次。笔者采用的是魏氏伤科的电路自动控温药熏床，其温度须小于 70° 以防烫伤（见图 90）。该床应用方便、安全、效果显著。目前市售的电脑药熏床已有供应。

魏氏伤科的药浴疗法，对晚期股骨头缺血性坏死，髋关节功能严重障碍者应用，对松弛肌肉痉挛，改善关节功能，温通血脉，充养骨髓有着明显的功效。

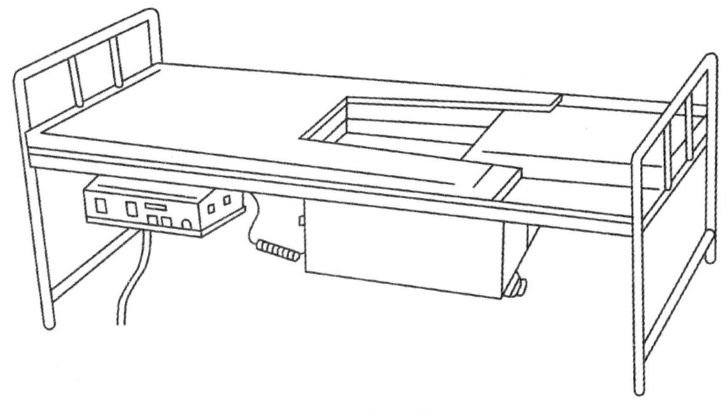

图 90　药熏床

185. 血液循环促进法在股骨头缺血性坏死临床上的应用如何

骨坏死与局部血供受障有关，诸氏骨坏死治疗组用气压四肢血液循环促进装置。利用逆向气压袋对患髋的下肢末端至躯干中心反复地压迫和弛张，促进静脉血液和淋巴的回流，改善股骨头的血供，促使骨坏死的修复（见图 91A，图 91B）。

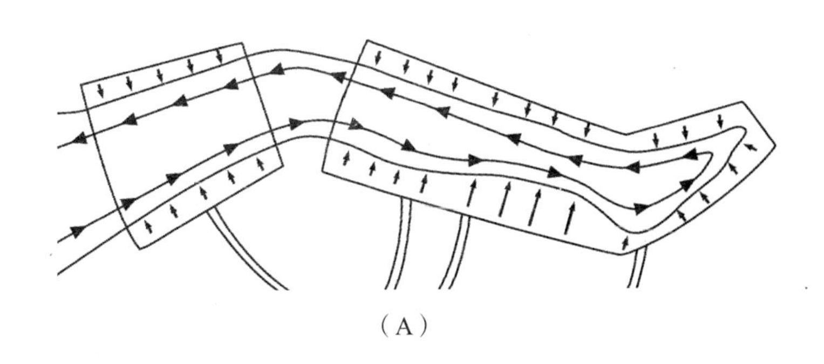

（A）

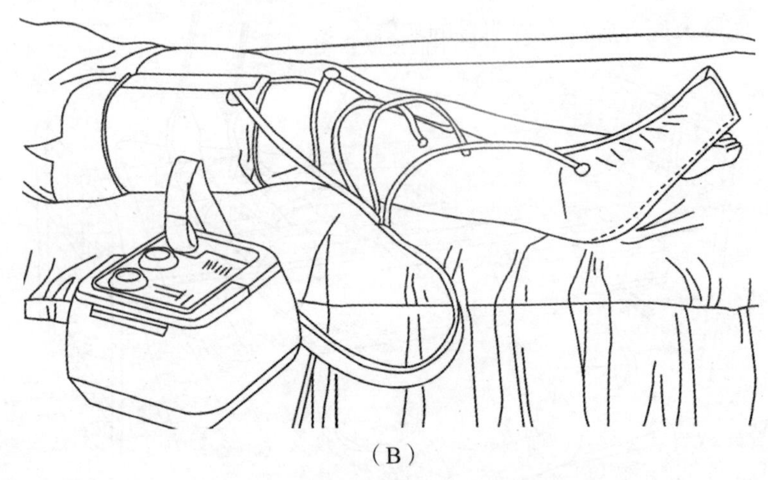

（B）

图 91　气压四肢血液循环促进装置

186. 股骨头缺血性坏死患者如何进行床边牵引

股骨头缺血性坏死患肢缩短，关节间隙狭窄者必须进行患肢床边牵引，以舒筋解痉，活血通脉，提供关节间软骨修复的条件。以定制的海绵牵引带进行患肢皮肤持续牵引 4 ~ 6 小时（住院患者上午 2 小时，下午 2 小时，晚上 2 小时；门诊患者可在每晚牵引 2 ~ 3 小时）。悬重 4 ~ 7 千克。牵引患者开始时髋部症状加重，这是治疗反应，不必惊恐，可减量缩短些牵引时间，待适应后再延长时间加重分量（见图 92）。

187. 什么叫避重疗法？如何选择和应用拐杖

所谓避重疗法就是避免患肢负重的治疗方法，这对于股骨头缺血性坏死患者在治疗修复之前极为重要，否则易引起骨质囊性坏死变的股骨头变形，造成不可回逆的败局。由于忽视这方面，而过早负重导致股骨头变形的教训是很多的。据生物力学测定，人在步行时，其下肢承受的压力不是全身的重量，而

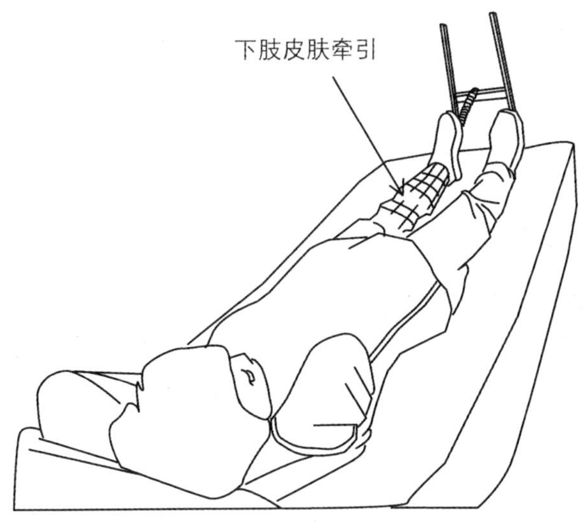

图 92　床边牵引

是体重的 3 倍，这 3 倍的力作用在坏死的股骨头上怎能不使其变形呢？常用的避重疗法就是扶拐行走。患肢在治疗期间必须扶拐行走，以减轻股骨头的压力。双侧股骨头坏死可两侧同时用拐。拐杖有腋杖、肘杖和腕杖 3 种，依据不同的病情而是用之。应用腋杖（对一侧患病而言）时放在患侧还是健侧的腋下？一般先放在健侧的腋下，这样也便于起步行走，但不能长期依靠一侧，否则会发生脊柱和骨盆倾斜而导致患肢伸长畸形。什么时候调换，依据坏死骨的修复程度而定。

除上述扶拐避重外，还要注意两点：①骨坏死取得修复后，其工作以坐着干活较为合适；②肥胖者应积极采取减肥措施，以减轻患肢的负重。

188. 股骨头缺血性坏死患者如何进行髋疗法

生命在于运动。股骨头缺血性坏死，必然给髋关节带来功能障碍，运动困难。在避免负重的前提下，鼓励患者动髋自疗，以求得自身修复完好的又一个重要方面。诸氏骨坏死治疗采用的有三种方法：

（1）踏车动髋是首选的。它既不负重，又容易操练。目前髋关节操练器（即踏车）品种不一，但有一种使髋部负重的操练器不能采用。踏车以每日早中晚各锻炼 1 次，每次 10 ~ 15 分钟为宜（见图 93）。

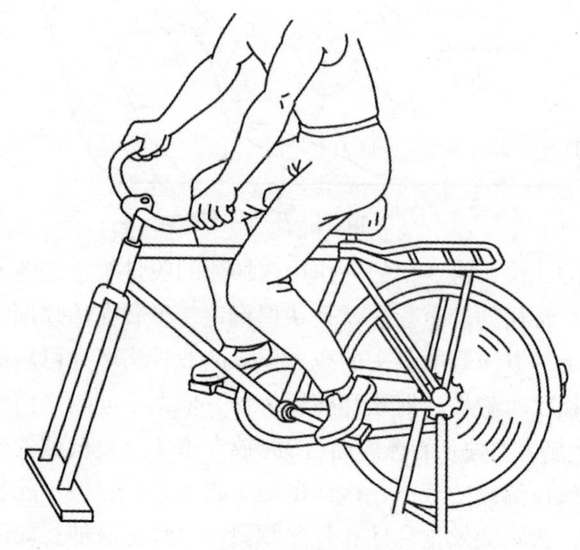

图 93　踏车动髋

空中踏车法：仰卧，屈髋，模仿踏自行车动作，动作均匀，圆滑，向上蹬直，然后直膝放下，但不要触及床面，该法操练 15 ~ 20 次（见图 94）。

（2）髋部摇摆运动。选用目前流行的“有氧体康器”。患者放松平躺，开动该器，会自动仿鱼游、蛇行作水平运动，首先是髋部节律摆动，并对肌肉和骨骼进行物理按摩。当该器

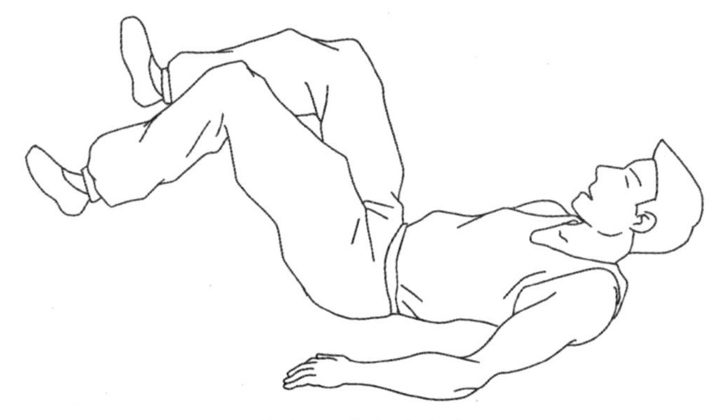

图 94 空中踏车法

停止的一刹那，有向上直升的气血流超越感，甚为舒服，它有畅通血脉、濡养筋骨的功效。

（3）床上导引术。导引是采用动作与呼吸相结合的功法。本术采用卧式导引锻炼法，共有 3 个步骤。

1）屈伸功。患者仰卧床上，双手劳宫穴按在腹股沟冲门穴，舌抵上腭，双目微闭，全身放松，意守脐中，默念 60 个数。接着两手劳宫穴对合，配合呼吸开合 3 次（开则吸气，合则呼气，在合掌之际必有作胀得气感觉）。然后正式行功之：双手移至髋外（劳宫穴对怀跳穴），舌抵上腭，用鼻吸气，双膝慢慢上屈，然后将两腿缓缓伸直，用鼻呼气，这样一屈一吸，一伸一呼为 1 次，共做 36 次。最后将双手放回两侧冲门穴，慢慢睁开眼睛而功毕。

2）开合功。将双膝上提屈曲，同时用鼻吸气；然后两膝向左右分开，使双脚底涌泉穴相对，同时用鼻呼气。继而再将双膝缓慢向内合拢，同时用鼻吸气，这样一开一呼，一合一吸为 1 次，共做 36 次。最后一个合腿吸气后，将双腿缓缓伸直，同时用鼻呼气而收功。

3）回旋功。患者仰卧位，双手心按在环跳穴，将患腿蜷曲，先做向内旋转18次，向外旋转18次（由下向上时吸气，由上往下时呼气），然后将腿伸平，意守脐中，双手心配合呼吸开合3次，最后默念60个数，睁眼而收功。上述功法中何故强调意守脐中？因为脐为神阙穴，居天地之间（上为天，下为地），有转通枢纽、沟通阳气之功。脐又是先天之结蒂，元气之根，生命之源。人以阳为本，阳存则生，阳亡则死。论脐之功，有振奋中阳、昌盛气血之能。为此意守脐中甚为贵重，练功者切莫忽视。

189. 中医对股骨头缺血性坏死有哪些治疗方法

中医对股骨头缺血性坏死的治疗有高压氧舱治疗、光量子治疗、介入治疗等。

190. 高压氧舱疗法为什么能治疗股骨头缺血性坏死

高压氧舱疗法之所以能治股骨头缺血性坏死，是因为用了提高血氧含量的方法，提高血液循环的质量，促进坏死骨的吸收以及新生骨小樑的充盈，对缺血性坏死骨起到病变逆转的作用。

191. 介入疗法为什么亦能治疗股骨头缺血性坏死

介入疗法是将罂粟碱、尿激酶、复方丹参注射液直接灌注入旋股内侧动脉、旋股外侧动脉及闭孔动脉，有化血栓、扩血管的作用。股骨头缺血性坏死无论是创伤性的还是激素性的，其基本病的病理变化是股骨头血供受到障碍，而介入治疗能够畅通血管、改善血供，增加血管数，使骨坏死区修复，新骨形成。所以介入疗法是目前骨科对股骨头缺血性坏死的优良疗法。

192. 如何预防股骨头缺血性坏死

股骨头缺血性坏死一旦形成，治疗颇为棘手。因此预防极为重要。从预防的观点看，要抓住 4 个环节：即防其发生，防其发作，防其并发症，防其再坏死。

（1）防其发生：预防股骨头缺血性坏死的发生，应深入了解股骨头缺血性坏死的发病因素，从而引起高度警惕，这是杜绝骨坏死的关键。这里有三点需引起注意。

1）治伤须彻底。患者髋部损伤后要耐心治疗，不要治二休三，更不能半途而废，内外兼施，如此即使骨折、脱位，也可避免创伤性骨坏死的发生。反之，即使轻微外伤，患者因疏忽大意也会发生股骨头缺血性坏死。

2）不要长期饮高纯度的白酒。北方人喜欢饮白酒，因而股骨头缺血性坏死的发病率比南方人高。长期饮白酒可引起高脂血症，导致骨质疏松。因此少饮或忌饮白酒是预防股骨头缺血性坏死的一个重要方面。

3）除非病情需要，在一般情况下不要轻易或过量服用激素。长期使用或间断大量使用激素都会引起股骨头缺血性坏死。有人称此为“医学发展中的疾病”。系统性红斑狼疮、类风湿关节炎、皮肌炎等疾病患者常在应用激素后诱发本病。因此，当该类疾病一旦稳定后，即要少用激素。诚然，在当今中西医结合的洪流中，应用中药来逐步减少激素所产生的副作用，并开拓用中药来更替激素的新路，乃是预防激素性骨坏死发生发展的一大研究方向。

（2）防其发作：本病的修复乃是一个缓慢的发展过程，由于某些因素如受冻着寒，步履劳累过度易致本病髋痛、膝痛的急性发作，日夜不宁，医学上称之为“冠髋病”。这是由于髋关节滑膜充血水肿，骨内血管梗塞，此时肌肉痉挛也明显，活动功能明显障碍，但经相应的治疗措施后，其髋膝痛渐而缓解，随之活动功能也得到改善。因此，股骨头缺血性坏死患者在日常生活和工作中要慎防髋部受寒，不要坐卧湿地，更不宜长途跋涉去旅游，否则易导致冠髋病的发作。

（3）防其并发症：本病常见的并发症有股骨头变形、髋臼缘增生及髋关节僵硬等。除了髋臼缘增生是髋臼自身修复反应外，避免其余两种并发症的发生、发展是非常重要的。髋关节僵硬，在骨坏死的修复期内，要鼓励患者在不负重的前提下加强髋关节的功能锻炼，尽量改善髋关节的功能。这里最重要的是坏死的股骨头，由于骨质囊性坏死变犹如空心萝卜，在修复之前严禁负重，否则股骨头变形的并发症势在必然。后悔晚矣！

（4）防其再坏死：中医对骨坏死的治疗有着良好的临床疗效。从临床体征进行观察，决不能单从 X 线来评定。大部分患者，在按疗程治后，其临床体征有明显改善，而 X 线的改变较为缓慢。由此看来，骨坏死—复活—骨再生是一个缓慢的过程。因此，坚持治疗和彻底治疗是防止骨再坏死的关键。同时，中医认为肾主骨，骨的生长、发育、衰退都与肾气有关。骨坏死的修复能力取决于肾气的充盈与否。年轻者骨坏死易修复，年老者难愈。在治疗期间，患者在生活上要节制房事，经常静心修炼气功，并在饮食上多吃胡桃肉、芝麻、海参、猪腰片等补肾食品。保养肾精，充养骨髓，是防止骨坏死再发生的根本。

193. 股骨头缺血性坏死患者怎么选择有益的食物治疗

（1）马兰香干散：鲜嫩马兰头 500 克，香豆腐干 250 克，白糖少许。将马兰头、豆腐干洗净切碎，在油锅上稍炒一下，加白糖少许，又稍加盐、味精调料，适量分餐食之。马兰辛平，有凉血清热消肿之功，配合香豆腐干，其色鲜味香，爽口开胃，适用于骨坏死瘀湿夹热的患者。亦可食用双豆薏苡仁汤：绿豆125克，赤小豆125克，生薏苡仁125克，加水熬煎，加适量白糖，乘温食之，亦有利水消肿之功。

（2）益母大枣汤：益母草50克（以童子益母草为佳），大茴香10克，大红枣100克，赤砂糖50克，将益母草加水煎，去渣留汁，加入红枣、砂糖文火煮煎，每日早晚各服10只红枣，稍饮其汤。益母草乃民间草药，宅前屋边到处生长，民间常用以排除产后恶露不尽，有化瘀益母之功，配合赤砂糖，其化瘀生新之功更宏。《本草求真》云："砂糖，经火锻炼，性转为温，色亦为赤……能行血化瘀。"赤砂糖含丰富的铁质，还有核黄素、胡萝卜素以及微量的钙、锰、锌等元素。因此对股骨头缺血性坏死的康复是极为有利的。如患者伴有寒湿入络、痹痛不舒之症，可加入肉桂10克，制法同上，更添温通血脉之功。

（3）胡桃肉芝麻散：取胡桃肉250克，黑芝麻250克炒香研末，加白糖少许，每日早晚各服1次，每次1匙。胡桃肉甘温，能益气补肾；芝麻甘平，能养血益肾；白糖甘平，能益气补脾，三味配合，取其益气养血补肾壮骨之功。亦可食用韭菜子250克炒，胎盘1只焙干，将上物研末，每服3克，日服2次。韭菜子辛温，温肾助阳；胎盘为人胞，味甘咸性温，能益气补精血，其成分含卵巢激素、黄体激素、乙酰氨基葡萄糖、右旋牛乳糖、甘露醇、多种氨基酸等。该方有益血气、长骨髓之功。

194. 膝关节长期压痛点提示哪些疾病

膝痛的病因较为复杂，常见的有如下几种疾患可引起（见图95A，图95B）。

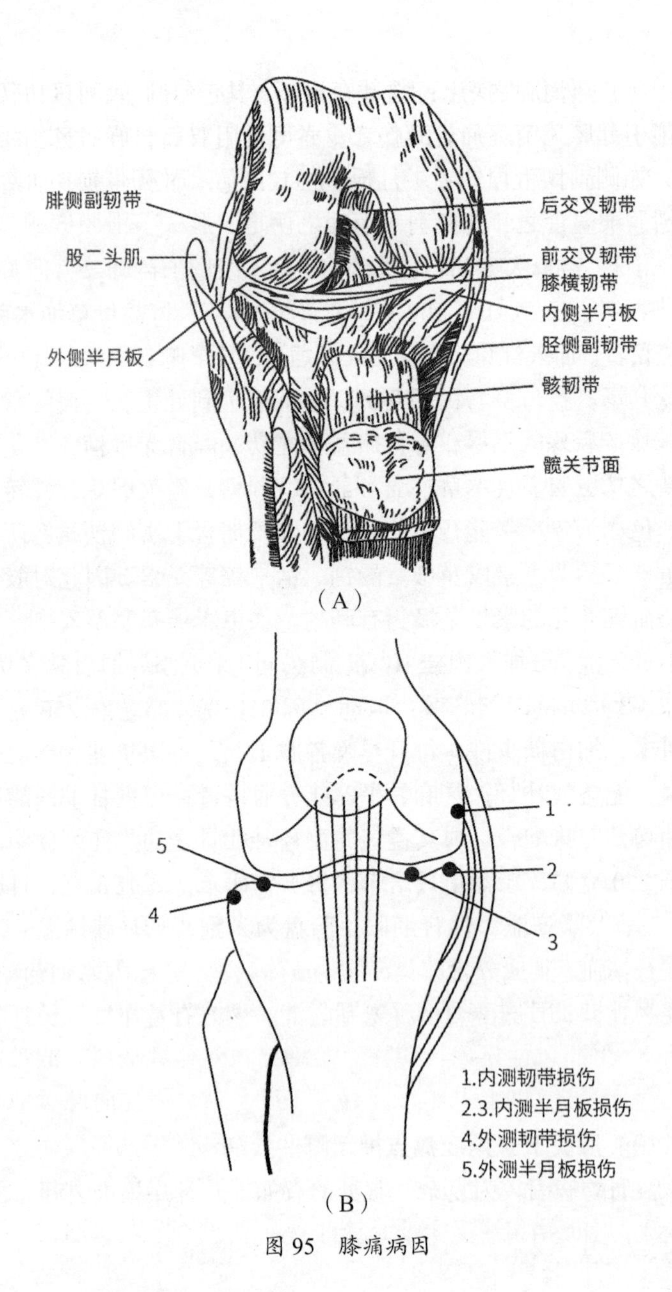
腓侧副韧带
股二头肌
外侧半月板
后交叉韧带
前交叉韧带
膝横韧带
内侧半月板
胫侧副韧带
髌韧带
髌关节面
1.内测韧带损伤
2.3.内测半月板损伤
4.外测韧带损伤
5.外测半月板损伤

（A）

（B）

图 95　膝痛病因

（1）外伤性疾患：膝部在直接暴力撞击下或间接扭伤，皆能引起膝关节疼痛，其伤之重者则髌骨骨折，轻者软组织损伤，如侧副韧带损伤、半月板损伤、前后交叉韧带损伤、创伤性滑膜炎等。近年来随着关节镜的问世，膝关节滑膜嵌顿综合征逐渐被人们认识，该病多发生于膝关节瞬间闪扭之际，疼痛较剧，严重影响功能。

（2）感染性疾患：细菌感染的化脓性膝关节炎其预后很差，除此之外，有特异性感染的膝关节结核或膝关节滑膜结核，亦是顽固的疾患。其他特异性感染如梅毒性膝关节滑膜炎，为性梅毒的一种临床表现，临床较为少见。还有一种由慢性炎症刺激所引起的膝关节色素绒毛结节性滑膜炎，对该病患者进行关节穿刺可见血性或咖啡色液体,晚期病变关节面可发生破坏，预后较差，少数病变为滑膜恶性肿痛，故又有黄色瘤之称。

（3）劳损性疾患：常见的髌韧带劳损、髌骨软化症、髂胫束摩擦综合征、髌下脂肪垫综合征。这些病变起病缓慢，与慢性劳损有关，影响上下楼梯。严重者，步行亦困难。

（4）退变性疾病：随着年龄的增长，每个人都会经历骨关节的退行性改变。膝关节是全身的负重关节，发生退变最早亦最严重，常见的有膝骨关节炎、膝关节周围钙化症。

（5）风湿性疾患：类风湿关节炎多侵犯四肢小关节，但风湿性关节炎侵犯大关节，特别是膝关节，膝关节风湿性关节炎是风湿热的一种表现，多见于儿童，常侵犯心脏。

（6）痛风性疾患：应注意鉴别痛风与假性痛风。假性痛风每见于 50 岁以上老年人，好发于膝关节，发作时膝关节急性肿胀（关节囊有积液），局部温度升高，关节功能障碍，半月板软骨面钙化。它与痛风区别在于，本病关节液有大量焦磷酸盐结晶；而痛风患者主要是尿酸盐结晶，且很少有软骨钙化。

痛风主要侵犯手足小关节，近关节处呈穿凿样囊性骨质缺损。

（7）出血性疾患：血友病性膝关节，在临床上较为少见。患者由于先天缺乏凝血因子，关节反复出血，膝关节受累时关节肿胀，局部温度升高，关节活动受限，此时须与急性化脓性疾患区别，切忌手术切开，晚期病变关节软骨和骨组织破坏，造成畸形强直。

（8）缺血性疾患：儿童多发生胫骨内髁的骨骺坏死症和胫骨结节软骨炎。成人可见膝关节骨坏死。疼痛多发生在股骨内髁，日轻夜重，膝关节功能受到一定影响，病损 1 期为正常；病损 2 期，内髁凸面骨密度有所改变；病损 3 期，则出现骨坏死，出现大小不等的透亮区，骨软骨面的周围发生硬化区；病损 4 期，发生继发性改变，股骨髁及胫骨平台软骨下骨质硬化，关节间隙变窄，形成骨赘。

（9）性病性疾患：性病性膝关节炎多因关节感染了淋球菌而发病，青年人多见，一般为 15 ~ 40 岁。急性发作时关节红肿热痛，并有渗液，体温升高，后期膝关节可变形，病废率较高，早期是关节囊肿胀，后期是关节间隙狭窄，骨质破坏。

（10）肠病性疾患：肠病性膝关节炎主要是由溃疡性结肠炎并发膝关节滑膜炎所引起，发病于 25 ~ 30 岁，临床表现以膝关节突然肿胀疼痛，活动受限，关节内有积液，浮髌试验阳性，同时伴有结肠炎症状。

（11）肿瘤性疾病：股骨下端，胫骨上端肿瘤亦能引起膝关节疼痛，对早期膝关节疼痛经治无效，日轻夜重，日趋加重的患者要考虑是否有肿瘤的可能。股骨下端、胫骨上端常见的恶性肿瘤有骨肉瘤、软骨肉瘤、滑膜肉瘤，以骨肉瘤多见，好发于青少年，其中以肺部肿瘤转移为最多。常见的良性肿瘤有骨巨细胞瘤，多见于中青年，若得不到治疗，亦可能转化为恶性肿瘤。

195. 膝关节半月板破裂是怎样发生的

半月板是位于股骨髁与胫骨平台之间的纤维软骨，内侧呈“C”形，前后角之间距离远；外侧近似环形，其前后角距离近。半月板加深了胫骨关节面，有稳定膝关节的作用。那么半月板破裂是如何发生的呢？这种损伤多见于球类运动员。损伤多发生在膝关节半屈曲位（这时半月板向后方移位）。半月板破裂由两种外力造成：撕裂性和研磨性外力。撕裂性外力发生在内侧半月板在旋转动作中，股骨牵动侧副韧带，侧副韧带牵动半月板的边缘而发生破裂；研磨性外力都发生在外侧半月板，外侧半月板由于长期受关节面的摩擦而发生半月板破裂（因膝关节是 3° ~ 5° 外翻，外侧半月板负重较大，易遭磨损）。

196. 怎样确认已患上了半月板破裂

（1）多数患者有外伤史。

（2）伤后关节剧痛或跛行，伸屈膝关节有交锁现象（行走时突然剧痛，膝关节不能伸屈，状如交锁，将患膝稍作抖动，或按摩 2 分钟即可缓行走）。

（3）检查膝关节间隙（内、外膝眼）有明显压痛，股四头肌明显萎缩。麦氏试验阳性，研磨试验阳性，必要时作 CT 检查或关节镜检查。

197. 患上半月板破裂，将接受哪些治疗

（1）手法理筋：急性损伤，可做一次被动的伸屈活动（患者仰卧，术者左手拇指按摩痛点，右手握踝部，徐徐屈曲膝关节并内外旋转小腿，然后伸直患膝，可使局部疼痛减轻）。慢

性期采用局部点揉按摩痛点，搓抖摇动屈伸关节，以流通气血，改善疼痛。

（2）中药敷服：急性期，外敷魏氏三圣散，或石氏三色、三黄膏，内服化瘀止痛汤：当归6克，地鳖虫6克，降香3克，丹参12克，乳香6克，没药6克，泽兰9克，赤芍12克，王不留行子9克，生大黄9克（后入），桃仁9克，苏木9克，三七粉3克（分吞），加水煎服。慢性期：石氏伤膏加丁桂散、接骨散，内服舒筋活血汤。亦可配合外用四肢熏洗方熏洗局部。

（3）固定和练功：急性期在外敷后局部予以固定，3周后拆除固定，鼓励患者加强股四头肌锻炼。

198. 侧副韧带撕裂伤是怎么回事

膝关节的内侧及外侧各有坚强的副韧带所附着，它们是膝关节组织的主要支柱。内侧副韧带起于股骨内髁结节，与内侧半月板相连，止于胫骨内髁的侧面，防止膝外翻。当膝关节伸直时，在外侧受到暴力打击，迫使膝关节过度外翻，使内侧副韧带撕裂伤，往往伴有内侧半月板同时损伤。如果内侧受到暴力打击，使膝关节过度内翻，使外侧副韧带受到撕裂伤，但这种情况极少发生。

199. 怎样确认侧副韧带撕裂伤

（1）必有明显的外伤史。

（2）局部肿胀疼痛，伴有瘀斑外泛。

（3）撕裂伤处必有明显压痛。内侧副韧带损伤，其压痛点在股骨内上髁；外侧副韧带压痛点都在腓骨小头或股骨外上髁。侧向运动试验阳性。

200. 侧副韧带撕裂伤有哪些治疗方法

（1）手法理筋：急性损伤宜做一次被动性膝关节屈伸活动，以恢复轻微的关节错位。慢性期可用按摩乳或红花油反复在局部进行点揉按摩。

（2）中药敷服：外敷魏氏三圣散或石氏三色三黄膏。内服化瘀止痛汤、云南白药（胶丸，每次 2 粒，日服 2 次）。后期外贴石氏伤膏加丁桂散，服小活络丸（每次 1 粒，日服 2 次）。

（3）固定及练功：急性损伤有韧带撕裂者，应将膝关节固定在 25° 1 个月，解除固定后，要加强膝关节的功能锻炼。

201. 什么叫膝关节滑膜嵌顿综合征

膝关节滑膜嵌顿综合征是膝关节滑膜嵌顿于股骨与胫骨内外髁之间因受压迫而引起的疾病。本病是关节镜问世以来才被认识的疾病。膝关节的滑膜皱襞可分为髌上皱襞、髌下皱襞、髌内侧皱襞。临床多见髌下皱襞嵌顿。当膝关节处于某种不协调的姿势下急速运动时，其膝关节滑膜嵌顿于股骨和胫骨内外髁之间，而产生疼痛。一般情况下，滑膜皱襞不一定产生症状，只有当不适当的摩擦破坏了形态结构上的协调性，才在膝关节活动时产生明显的症状。

202. 怎样来诊断膝关节滑膜嵌顿综合征

（1）一般都有膝关节闪扭外伤史。

（2）伤后膝关节疼痛，下蹲、上下楼梯时疼痛尤甚，每在膝关节活动时，可听到低沉的弹响声（这是肥厚的皱襞在股骨髁上滑动所致）。

（3）髌内侧股骨髁处常有压痛，或可触到痛性索条，这是本病特有的表现，亦有患者其屈膝疼痛弧 20° ~ 60° 。

（4）关节镜检查为本病最理想的诊断手段（见图 96）。

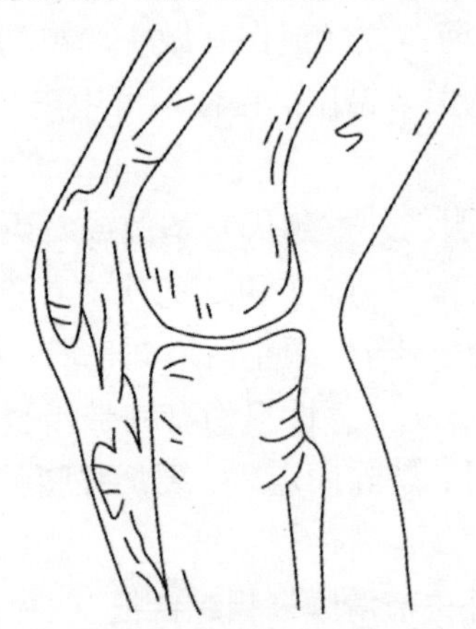

图 96　膝关节滑膜嵌顿综合征

203. 膝关节滑膜嵌顿综合征患者要接受哪些治疗

膝关节滑膜嵌顿综合征的治疗方法主要有手法理筋正骨。按其疼痛部位面采用不同的手法进行治疗。若外膝眼处压痛明显，采用外旋过伸屈膝法。方法如下：患者仰卧，术者一手握住其膝部，另一手固定于其踝关节稍上方，在小腿被动外旋姿势下过伸膝关节，然后立即使之过度屈曲，可闻弹声（见图 97A）。若内膝眼处压痛明显，采用内旋过伸屈膝法，操作如下，手法与上法类似，不过应在小腿内旋姿势下过伸，再过屈膝关节（见图 97B）。

204. 髌骨软骨软化症是怎么回事

髌骨软骨软化症又称髌骨软骨病，是一种较常见的膝关节疾患。髌骨的后侧面大部分为软骨结构，与股骨两髁间窝形成髌股关节。膝关节在长期反复的屈伸活动中，髌股关节不断摩擦，互相撞击，致使软骨面被磨损而致本病。多发生于田径、

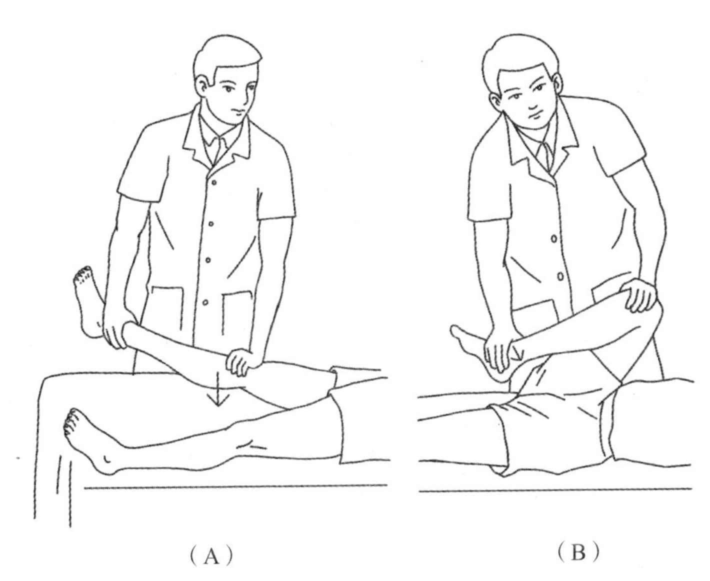

（A）　　（B）

图 97　膝关节滑膜嵌顿综合征的治疗

登山运动员和舞蹈演员等。

205. 怎样诊治髌骨软骨软化症

（1）确诊髌骨软骨软化症主要依据如下几点。

1）有长期膝关节屈伸劳损史（起病缓慢）。

2）膝部隐痛、乏力，继而髌后疼痛，劳后加剧，上下楼梯困难，严重影响步行。

3）膝部无明显肿块，但在髌骨两侧有压痛，挺髌试验为阳性（患膝伸直，一手拇食指将髌骨向下推，嘱患者用力收缩股四头肌，如髌骨后疼痛者为阳性）。

（2）中医对本病的治疗方法有两种。

1）温针火罐。取穴以双侧膝眼，髌上下阿是穴、血海、阴陵泉，针后艾灸，并拔火罐。

2）中药敷服。外敷温经通络膏加丁桂散，亦可用石氏伤膏加丁桂散。内服舒筋活血汤，头煎二煎内服，三煎熏洗患膝。

206. 什么叫髂胫束摩擦综合征

髂胫束是人体最长最宽的筋膜条，它是臀大肌远端和阔筋膜张肌的联合筋膜。髂胫束从阔筋膜张肌下端下行，并稍偏后垂直行经膝关节，主要纤维抵于胫骨上端外侧髁。由于反复积累性伸屈膝关节致使髂胫束在股骨外上髁外侧往复滑动，以致局部充血水肿，产生疼痛，日久引起变性粘连、挛缩或弹响，及伸膝功能障碍等各种症状。

207. 怎样诊治髂胫束综合征

（1）髂胫束综合征的确诊主要依据如下三点。

1）膝关节必有反复的屈伸劳损史。

2）疼痛多见于膝关节外侧，每当伸膝屈膝时疼痛发生，但当伸直膝关节时疼痛不显。

3）局部充血水肿和粘连，故压痛明显，并有筋膜擦感和低调弹响声。

（2）其治疗方法如下。

1）急性发作时，外敷三色加三黄膏，注意适当休息，避免膝关节过多运动，并服化瘀止痛汤。

2）慢性期可采用局部按摩、温针火罐，外贴石氏伤膏加丁桂散，内服舒筋活血汤，第三煎亦可外洗。

208. 髌下脂肪垫综合征是一种什么样的疾病

正常人的髌下脂肪垫充填于髌骨、股骨髁下部、胫骨髁前上缘及髌韧带之间，它具有垫和滑润作用，充填于与关节面不相适合多余的空隙内，能防止摩擦及刺激。如果脂肪垫过于肥大，容易受到箝挟和压迫，产生疼痛，称之为髌下脂肪垫综合征。该征多见于双下肢布满臃肿脂肪的人。亦可由于膝关节慢性劳损而引起脂肪增厚，当膝关节伸直时，其肥厚的脂肪垫，髁间滑膜皱襞接触反复摩擦而出现疼痛。

209. 怎样诊治髌下脂肪垫综合征

（1）髌下脂肪垫综合征的确诊主要依据如下三点。

1）有膝关节劳损史，起病缓慢。

2）疼痛每见于伸膝活动时或平时不痛，偶尔剧痛且患肢痿软屈膝。

3）局部关节有轻度肿胀，关节有少量积液，髌骨下方有压痛。

（2）其治疗方法如下。

1）温针。取穴膝眼、髌骨上下阿是穴，针后艾灸。

2）中药敷服。关节肿胀者，用三色加三黄膏或三圣散。内服舒筋活血汤加车前子 20 克（包煎），汉防己 9 克，加水煎服。肿胀不显者贴石氏伤膏加丁桂散。

3）理疗。红外线理疗。

210. 膝关节创伤性滑膜炎是怎样发病的

膝关节滑膜面积广泛，由多个滑囊构成，分泌滑膜，滑利关节。在正常情况下，各滑囊无明显积液。但在外伤、炎症、风湿等因素侵害下可形成滑膜炎，产生大量积液。对于伤骨科来说，常见的是创伤性滑膜炎。膝部骨折、脱位、韧带撕裂、软骨损伤等都能导致膝关节滑膜同时损伤，伤后症见瘀滞积液，瘀湿相搏，使关节肿胀不能屈伸，称为急性创伤性滑膜炎。

211. 怎样诊治膝关节创伤性滑膜炎

（1）膝关节创伤性滑膜炎诊断要点如下。

1）有急、慢性外伤史。

2）创伤性滑膜炎多为单侧发病，关节肿胀、疼痛、功能障碍。

3）浮髌试验阳性。

4）慢性滑膜炎较多见，肿胀持续不退，休息后减轻，劳累后加重，伴有股四头肌萎缩。

（2）其治疗方法如下。

1）手法理筋：急性期仅作一次膝关节的屈伸运动（先伸直膝关节，然后充分屈曲，再自然伸直，使膝关节的血肿消散，疼痛减轻）。膝关节滑膜炎有积液，不能按摩推拿，否则其肿痛更为严重。慢性期用红花油擦热后，用点揉按摩以舒通气血，温煦筋脉。

2）温针火罐：适用于慢性期，取穴内、外膝眼、阳陵泉、血海，针后艾灸并拔火罐。

3）中药敷服：急性期以魏氏三圣散外敷。内服白虎五苓散加减：生石膏 30 克，黄柏 9 克，苍术 9 克，猪苓 15 克，茯苓 15 克，木通 45 克，泽泻 9 克，车前子 20 克（包煎），赤小豆 30 克，生薏苡仁 30 克，生甘草 6 克，水煎服。慢性期以温经通络膏外敷，内服鸡鸣散加减：苏叶 9 克，吴茱萸 6 克，桔梗 9 克，木瓜 15 克，橘皮 9 克，槟榔 9 克，淫羊藿 9 克，川牛膝 9 克，生甘草 6 克，虎杖 9 克，生姜 4 片，水煎服。

212. 膝骨关节炎是怎样发病的

膝关节是由胫股关节和髌股关节所组成的双关节结构。关节活动将涉及三个平面，其中胫股关节面的活动范围较大，构成了关节活动的大部。膝关节腔是人体最大的关节腔，其内容物既可承受身体重力，也可缓减关节间冲击力。膝关节的稳定主要通过股四头肌、股二头肌、半膜肌、半腱肌等相互抗衡来维持，其中股四头肌所产生的影响最大。膝为筋之府，意即膝关节为全身负责的枢纽，大筋会聚之处。中、老年因筋骨退变，膝关节首当其冲，故其病变是较早发生的。近年来，不仅开展了对胫股关节炎的防治工作，而且对髌股关节炎也开展了研究。膝关节退行性变，骨刺的形成是一个缓慢的过程，其因素是多方面的，如长期的劳损、软骨的磨损（尤其肥胖超负荷者）容易发生；但年老肝肾衰退，筋骨失养而退变增生是其根本原因。除此之外，与暴力外伤（使膝关节震激与碰撞，软骨面损伤破碎，在修补过程中产生肥大性改变）和感受风寒湿外邪侵袭骨节亦有密切关系。

213. 怎样诊断膝骨关节炎

膝骨关节炎常见的症状是膝关节在起动时疼痛，如久坐后站立行走的一刹那之际。但经活动后疼痛缓解，而在过度疲劳的情况下又会使疼痛加重。上下楼则痛显，膝屈伸、下蹲、跪坐等功能受到不同程度的限制。检查膝关节时可发出“格格”响声，严重的患者可出现股四头肌萎缩，或膝关节肿胀，膝部膝眼凹陷消失。这些提示膝关节内有积液，即可诊为膝关节滑膜炎。可见膝关节间隙狭窄，胫骨髁间棘突变尖或胫股内、外髁增生高突，偶尔亦见膝关节内钙化游离体的存在和韧带钙化。若要观察髌股关节的密切状态，可取单脚直立位，膝关节屈曲20° 的髌骨轴心位更容易发现病变。常见的髌股关节炎的表现有髌股关节面变窄、髌骨边缘骨质增生、髌骨软骨面剥离、髌骨边缘发白和密度增高等。关节镜检查是目前较新技术，通过检查可以发现：初期病变是关节滑膜绒毛增生、发红、肿胀，亦有关节腔渗出液积聚。接着的病变是绒毛充填着整个关节腔，关节软骨的光泽度下降，凹凸不平，粗糙起毛刺，骨组织侵蚀边缘隆起，部分半月板变性断裂等。

214. 膝骨关节炎的治疗方法有哪些

（1）中药疗法。单纯的膝骨关节炎，以全蝎、蜈蚣等分研末，每服 1.5 克，日服 2 次，并配服六味地黄丸，既有软坚通络，又有补肾壮骨的功效。若伴有关节积液者，以清热利水消肿之，三妙鸡鸣散治之：苍术 9 克，黄柏 9 克，川牛膝 9 克，紫苏 9 克，吴茱萸 6 克，花槟榔 9 克，宣木瓜 9 克，淫羊藿 9 克，泽泻 9 克，赤小豆 30 克，生甘草 6 克，生姜 4 片，水煎服。外敷石氏三色三黄膏或魏氏三圣散，或取白芥子 60 克（打），大葱 30 克，生姜 30 克，共捣烂外敷之，有良效。如起疱不必惊恐，消毒后挑破水疱，去水后，再消毒干包之，肿势自会消退。在局部皮肤完好的情况下，可用中药熏洗：扦扦活 50 克，香樟木 50 克，桑枝 50 克，土牛膝 50 克，加水煎洗患处，每次半小时，每日 2 次，洗后外搽骨友灵或红花油更佳。

（2）点穴按摩，分三步进行。第一步为点揉髌骨周围。医者以右手拇食两指在髌周内上外下环行点揉按摩，若有痛点重按多揉之，以髌内热感为度（3 ~ 5 分钟）。第二步为揉搓髌骨上下。医者以双手小鱼际在髌骨上下来回揉搓股四头肌髌缘、髌韧带至局部热感为度（2 ~ 3 分钟）。第三步为摇动膝关节。顺时针摇膝 15 次，逆时针摇膝 15 次，最后屈伸膝关节 15 次而收功。

（3）针灸火罐疗法。取穴以内外膝眼、鹤顶、血海、阳陵泉等，针后艾灸，并拔火罐，其效更佳。

215. 膝骨关节炎的保健方法有哪些

（1）心理疗法。膝骨关节炎发生后往往会影响患者步履，行走困难，尤其是上下楼梯之际。骨刺痛一旦发作，患者也不必惊恐，不要过多顾虑，担心什么将来会瘫痪不能走路。事实上这种病是不会瘫痪的。只要坚持治疗，加上患者的主观能动性，疼痛时，减少负重行走（特别膝关节肿胀患者），是能在1～2周内疼痛缓解，积极配合医生治疗，在后期加强功能锻炼，并持之以恒，定能减少复发次数，以达到预防为主的目的。

（2）饮食治疗。

1）鹿皂二角酒：鹿角9克，皂角刺9克，杜仲9克，桑寄生9克，威灵仙9克，炮穿山甲6克，赤芍12克，炙甘草6克，川牛膝12克，木瓜9克，冰糖125克，大枣10枚。将上药浸在1000克白酒中，2周后启服适量，每晚1次，方中鹿角、杜仲、桑寄生可补肝肾强筋骨，配合皂角刺、威灵仙、穿山甲、牛膝、木瓜、赤芍、甘草以软坚通络、舒筋止痛。上药配以白酒（酒性温通血脉），对寒湿滞留关节的骨刺患者，甚合病情，确有良好效果。当然药酒不宜过量服用，过则又有害处。

2）生茄子250克，洗净切片，加酱麻油、白糖少许拌食之。茄子味甘微辛，性寒，有消肿散瘀定痛的功效。

3）鲜芋艿500克洗净，在锅中蒸熟，剥皮蘸白糖适量食之。芋艿含蛋白质、淀粉、脂肪、钙、磷、铁、核黄素等多种营养成分，味甘辛，性平滑，有消坚散结破血消肿之功。

216. 什么叫胫骨结节软骨炎

胫骨结节软骨炎多发生于11～18岁的青少年。胫骨上端骨骺在前部有向下延续约2厘米长的舌形骨骺，称为胫骨结节骨骺，为髌韧带的附着处。青少年筋骨未坚，骨骺未愈合，在剧烈运动中（如跳跃、球类等），股四头肌强烈收缩，通过髌韧带的牵拉胫骨结节骨骺，导致局部劳损，血运障碍，引起缺血性坏死。

217. 怎样诊治胫骨结节软骨炎

（1）诊断胫骨结节软骨炎主要有三点。

1）有急慢性外伤劳损史。

2）胫骨结节部可出现肿胀、疼痛、压痛，病久者局部高凸畸形。

3）病久者可见胫骨结节骨骺分离成散裂状。

（2）其治疗方法以中药敷服为主。外敷三色加三黄膏，内服舒筋活血汤，必要时采用四肢外用熏洗方。

218. 膝痛的练功保健有哪几势

膝痛的保健练功法共有 5 种功法，参考王子平的《祛病延年二十势》内容。实践表明，只要持之以恒练习，就能有所裨益。

现介绍与膝部保健有关的五势如下。

（1）山海朝真势。两脚分开，双手叠放在小腹上，手心向内，目闭，舌抵上颚。先缓缓吸气，再慢慢呼气，做深呼吸动作 12 ～ 24 次。有清除心火、保养精神的功效（见图 98）。

（2）凤凰顺翅势。两脚开立，双手下垂。上身下俯，双膝稍屈。右手向右上方撩起，目视手，头随转，左手虚按右膝。接着左手向左上方撩起，目视手，头随转，右手虚按左膝，这样右撩左撩各 6 ～ 12 次。当头向左转或右转时吸气，而在头转回时呼气。该势有强腰膝、利筋脉、益精明目的功效。精气神乃人身之三宝，精足则其气充沛而神自旺（见图 99）。

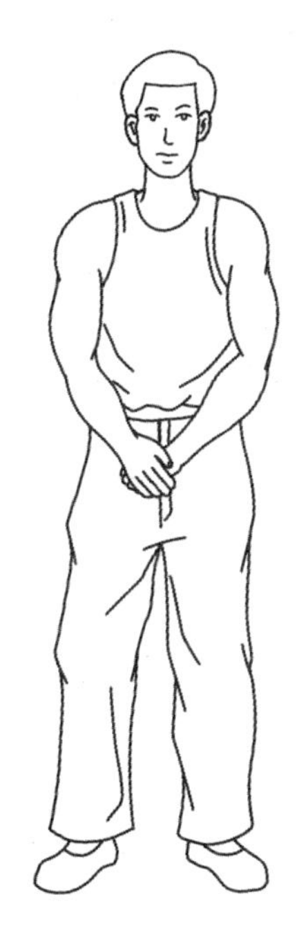

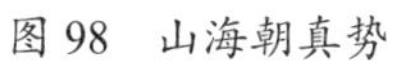

图 98　山海朝真势

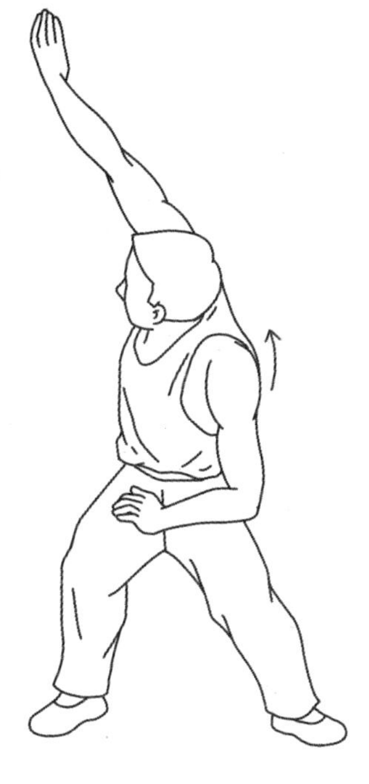

图 99　凤凰顺翅势

（3）罗汉伏虎势。两腿开立宽于肩，双手叉腰拇向后。先做左劈叉（腰向左下沉，屈左膝，伸右腿），后做右劈叉（腰向右下沉，屈右膝，伸左腿），向左向右各做 6~12 次。当向左劈叉时吸气，向右劈叉时呼气。该势有舒展髋膝踝筋脉、流通气血之功（见图 100）。

（4）巧匠拉锯势。两脚开立，双手抱肘。两脚先向右转，脚跟磨转，屈膝下弯，左膝抵右小腿腿肚，右拳在腰际抱肘（拳心向上），左拳自左腰际向正右方伸出，拳心向下。这样右转、左转各 6~12 次。左拳伸出吸气，右拳伸出呼气。该势对髋、膝、踝有舒展筋络的功效。

（5）白鹤转膝势。两足开立屈膝，双手按膝视前下。双膝顺时针回旋 6~12 次，改为逆时针回旋 6~12 次。每吸气或呼气，膝部回旋 1 周。该势有利膝踝筋络、流通气血的功效，对腿膝酸痛、萎软、步行乏力及鹤膝风有保健作用（见图 101）。

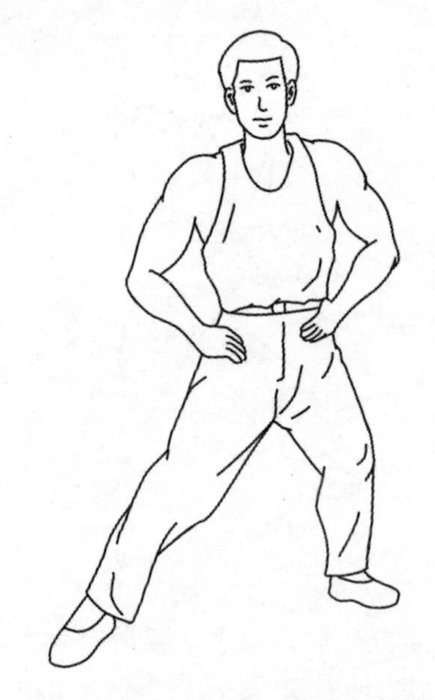

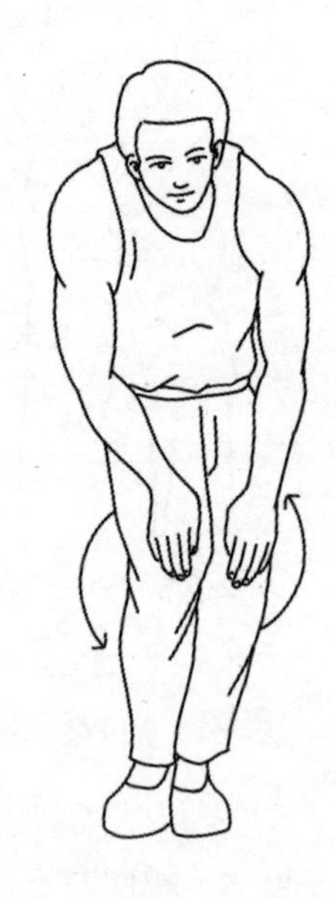

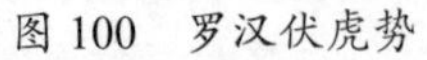

图 100　罗汉伏虎势

图 101　白鹤转膝势

219. 足部常见的畸形有哪几种

足部常见的畸形有如下 8 种（见图 102）。

（1）扁平足：纵弓塌陷，足跟外翻，前半足外展。

（2）马蹄足即下垂足：踝关节跖屈，前半足着地，由胫前肌瘫痪引起。

（3）内翻足：足内翻常伴足纵弓高度增加，由于腓骨长短肌瘫痪引起。

（4）外翻足：足外翻伴足纵弓变平，由于腓骨前肌瘫痪引起。

（5）弓形足：与扁平足相反，足弓过高，由足内在肌及外在肌之受力不平衡引起，表现为前足下垂，足弓加高，常伴爪型趾。

（6）跟形足：与马蹄足相反，行走时用足跟着地，足尖上举，因腓肠肌瘫痪引起。

（7）踇外翻：踇趾向外侧偏斜，常伴前半足增宽，第二趾叠架在踇趾之上，第一跖骨头内侧伴有踇囊炎肿。

（8）锤状趾：近侧趾间关节挛缩，足趾形如锤状，因足横弓过度松弛所致。

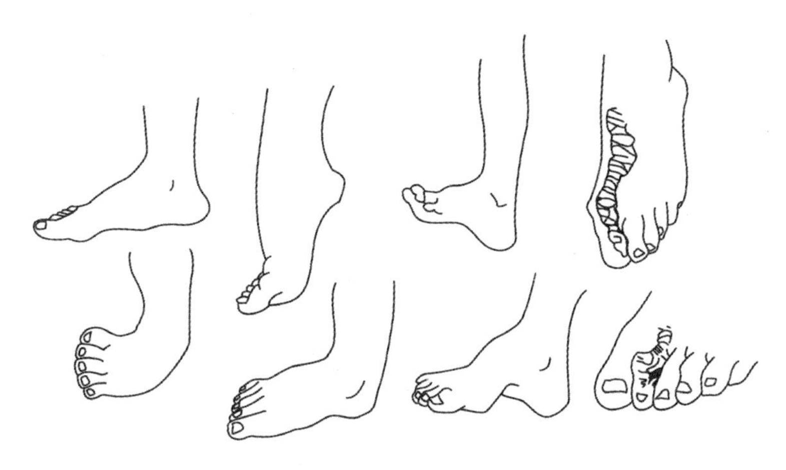

图 102　足部常见畸形

220. 踝关节扭伤是怎样发生的

踝关节扭伤多发生于行走在不平的道路上，或下楼踏空，或骑车跌倒所致。当踝关节呈跖屈位，距骨可向两侧轻微活动，使踝关节不稳定从而引起扭伤，多见的是跖屈内翻位。发生在外侧，则是距腓前韧带扭伤。临床上外翻位扭伤较少见，因三角韧带较坚强，一旦发生扭伤，可见下胫腓韧带撕裂（见图 103A，图 103B）。

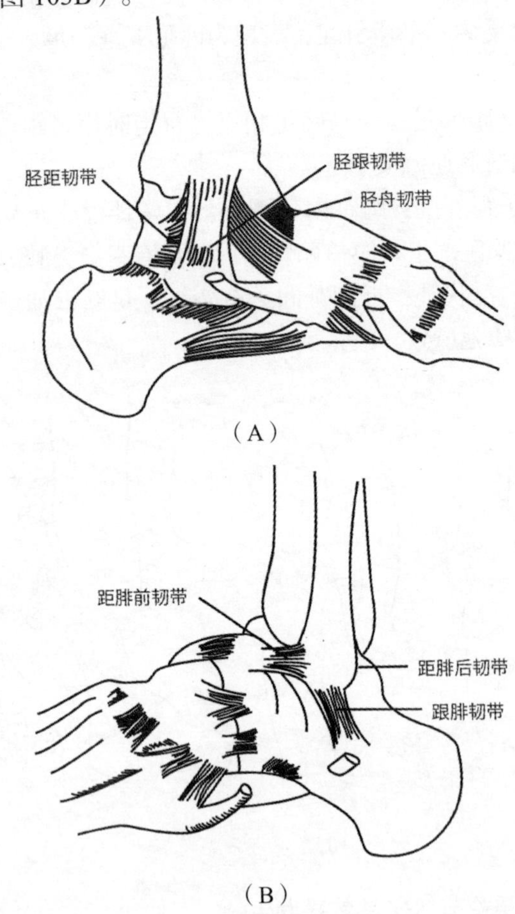

图 103　踝关节扭伤

221. 怎样诊治踝关节扭伤

（1）踝关节扭伤的诊断要点如下。

1）必有跖屈内翻扭伤史或外翻位扭伤史。

2）伤肢局部瘀肿疼痛，不能行走。

3）如在内翻扭伤，外踝前下方肿胀明显，青紫外泛，压痛明显。

4）严重的扭伤疑有撕脱性骨折者，在外踝或第五跖骨基底部有否合并骨折。如有骨折应按骨折论治之，踝关节扭伤，为下肢常见的软组织损伤。

（2）其治疗方法有两种：

1）手法理筋，须作手法正骨理筋。操作如下：医者一手托住足跟，一手握住足趾，缓缓作踝关节的拔伸内翻（见图 104A），然后再背曲（见图 104B），继而用力拔伸跖屈（见图 104C），外翻正中位固定，往往可闻及“格答”响声（见图 104D）。

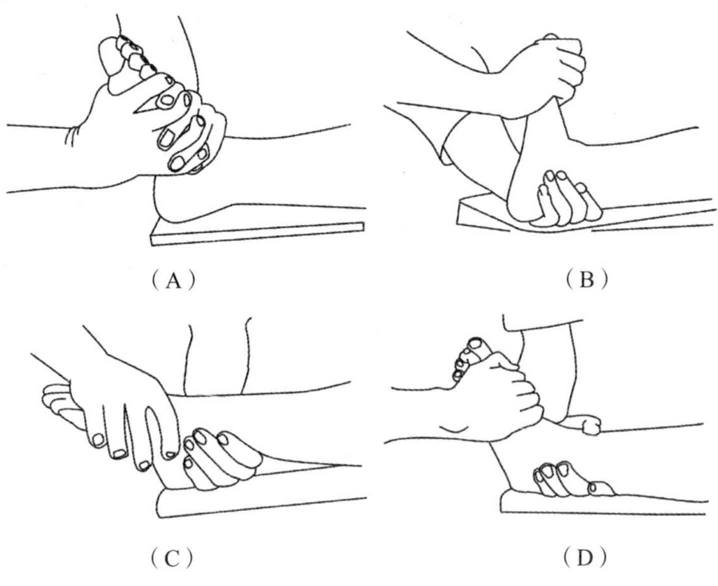

图 104　踝关节扭伤的手法理筋

2）中药敷服。外敷魏氏三圣散或石氏三色加三黄膏，将踝关节固定于中立位。内服石氏化瘀止痛汤，后期可用四肢洗方熏洗局部。

222. 怎样预防踝关节扭伤

踝关节扭伤在日常生活中容易发生，如何避免该伤的发生呢？例如穿高跟鞋的妇女，因脚跟垫高而使踝关节呈跖屈位，行走稍不慎即可发生扭伤。因此经常发生踝关节扭伤的患者应尽量避免穿高跟鞋。其他如行走不平之地要看清，不要踏空，还是可以避免的。踝关节扭伤后如果治疗不彻底，韧带修复不完全，可反复发生成习惯性扭伤，为此必须佩戴护踝，以防止再次发生扭伤。

223. 足跟痛有哪些疾病可引起

足跟痛是临床上常见的症状，其发病原因来自两个方面：跟腱软组织病变和跟骨病变。跟腱软组织病变有跟腱损伤和跟腱滑囊炎；跟骨病变有儿童跟骨骨骺炎和成人跟骨骨刺。

224. 跟腱损伤如何诊治

跟腱起于小腿腓肠肌和比目鱼肌，止于跟骨结节，能使踝关节跖屈运动，在行走、奔跑和跳跃活动中，跟腱承受很大的拉力，故容易发生损伤。这种损伤是跟腱部分或完全性撕裂性损伤，多发生于跟腱附着处上 3 ～ 4 厘米处。

（1）诊断跟腱损伤主要依据如下。

1）有明显暴力牵引外伤史，跟腱断裂时可闻到断裂声。

2）伤处肿胀疼痛，跖屈无力，跛行，踝关节活动受限。

3）如为完全断裂，可摸到凹陷的空虚感，部分撕裂者，跟腱明显变细，点跟试验阳性（足趾着地、脚跟不能离地）。

（2）对于跟腱损伤的治疗有两种情况，若是部分断裂者，采用非手术疗法，共有两种方法。

1）手法理筋。将患者跖屈，在肿痛部先搽上按摩乳和解痉镇痛酊，再作较轻的点按、揉摩，并在小腿三头肌肌腹处作揉摩，使肌肉松弛以减轻近段跟腱的挛缩（见图 105）。

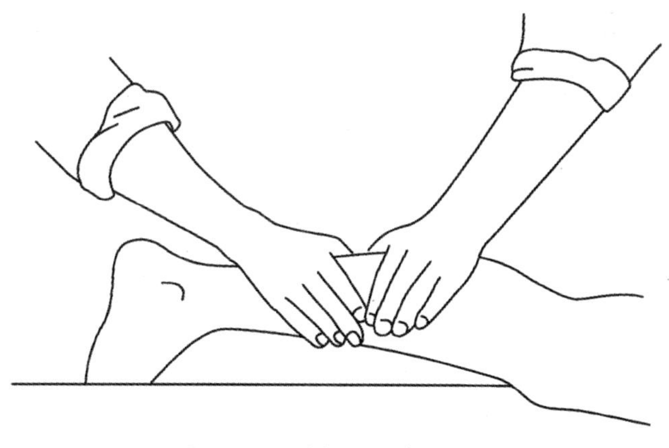

图 105　跟腱损伤的手法理筋

2）中药敷服。外敷三色三黄膏，并将踝关节固定在完全跖屈位 3 ～ 4 周。亦可煎服石氏化瘀止痛汤。后期外用四肢洗方熏洗患处。

225. 跟腱滑囊炎是怎么回事？如何治疗

跟腱支点的前后部和前下部各有微小的滑囊。由于长途跋涉、奔跑、过多跳跃，使小腿三头肌过度收缩，引起跟腱周围受到反复的牵拉和摩擦，局部滑囊发生劳损性病变，局部充血水肿，滑液增多而形成跟腱滑囊炎。其特征除劳损史外，还有足跟部肿胀疼痛，活动后疼痛加剧，在跟腱止点处压痛明显，可听到筋膜的摩擦音。治疗需从 3 个方面进行。

（1）手法理筋。局部搽红花油后，在痛点及其周围作按摩推揉手法（由下往上），使气血流通，肿胀消退，疼痛减轻。

（2）中药敷服。急性期外敷魏氏三圣散，并宜休息，抬高患肢。内服石氏化瘀止痛汤，外用四肢洗方熏洗患处。

（3）针灸治疗。取穴以局部痛点阿是穴为主，配合昆仑、太溪、承山，针后以艾条灸之，温通血脉。

226. 跟骨骨刺是怎样形成的

足跟痛是中老年人常见的一种病症。大多数是由于跟骨骨质增生或形成跟骨骨刺而刺激跟部软组织等引起的足跟疼痛，影响站立，行走困难。人类在进化过程中，抵于跟骨基底结节的跖腱膜和跟骨粗隆结节的跟腱比较发达，这两条肌腱是支撑人体站立行走和跳跃等动作的主要肌腱。人体的重力大多集中在跟骨跖面的结节上。在长期劳动负重的情况下，使跟骨发生退行性变，轻则水肿粘连，滑膜增厚，重则肌腱钙化，骨质增生，甚至形成骨刺。中医认为足跟痛与肾经有关，因足少阴肾经上行途中有别入足跟的通道。此外，跟骨骨刺与顿挫外伤（瘀血凝结）或感受寒湿（邪留血凝）等因素亦有密切的关系。

227. 在跟骨骨刺的诊断中要注意哪些问题

足跟骨刺的症状是足跟疼痛，伴有麻胀感。疼痛每以站立、走时明显（尤以晨起下床开始站立或走动时），活动一阵后，疼痛减轻，但久站、久走后疼痛又会加重。足跟底前内侧有高突硬物触感，压痛明显，行走中不慎，触碰硬物其痛甚剧（这提示有滑囊肿块的存在，对治疗有指导意义）。这种骨刺的大小与疼痛不成正比，而与骨刺的方向有关，骨刺的方向与着力面平行时，则疼痛较轻，成斜角时则疼痛加重。

228. 跟骨骨刺的中医疗法有哪些

（1）中药治疗。以补肾软坚为原则，轻则丸药缓治——六味地黄丸合蝎蜈粉，连服 2 ~ 4 周；重则软坚通络煎治之：天龙 6 克，地龙 6 克，山慈菇 9 克，乌梢蛇 9 克，全蝎 3 克，蜈蚣 2 条，威灵仙 9 克，生薏苡仁 15 克，知母 9 克，水蛭 6 克，路路通 9 克，生甘草 6 克，白豆蔻 3 克（后入），水煎服（第三煎亦可外洗之）。若胃肠虚弱不宜内服者，可直接外用熏洗方：马钱子 9 克，生川乌 9 克，生草乌 9 克，生半夏 9 克，生天南星 9 克，山柰 9 克，荜茇 9 克，桂枝 9 克，生麻黄 9 克，细辛 9 克，桃仁 9 克，红花 9 克，三棱 9 克，莪术 9 克，公丁香 4.5 克，加水煎洗足跟，亦可加米醋 50 克（该方有毒只能煎液外洗，切忌入口）。洗后外擦万花油或骨友灵其效更佳。

（2）三跟疗法。是指锤跟、踩跟、滚跟三种治疗跟骨痛的方法。

1）锤跟法：就是以小铁锤或木锤对准跟骨骨刺的压痛点上锤击 30 次（分三层进行），用力适中，着力点准确，每周 3 次，连做 3 周为 1 个疗程（见图 106）。

2）踩跟法：施该法时须配针刺，边针大陵穴边振击患侧足跟部，每次 10 分钟，每周 3 次，连做 3 周（见图 107）。

3）滚跟法：患者自取直径 5 厘米的铁球，将足跟最痛处踩在球上滚动 15 分钟，再将痛点在球上踩 10 次，每日早晚各作 1 次，连做 3 周。

上述三法，目的不是打平骨刺，而是使骨刺周围增生的滑囊或索条状的结节性粘连得以松解、破裂，从而改善局部疼痛，乃至消失（见图 108）。

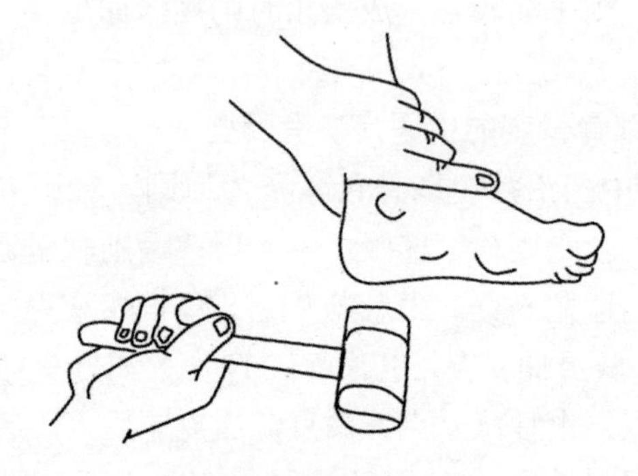

图 106　锤跟法

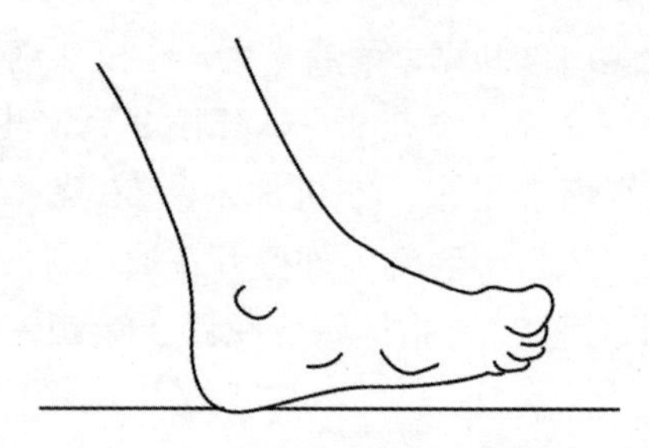

图 107　踩跟法

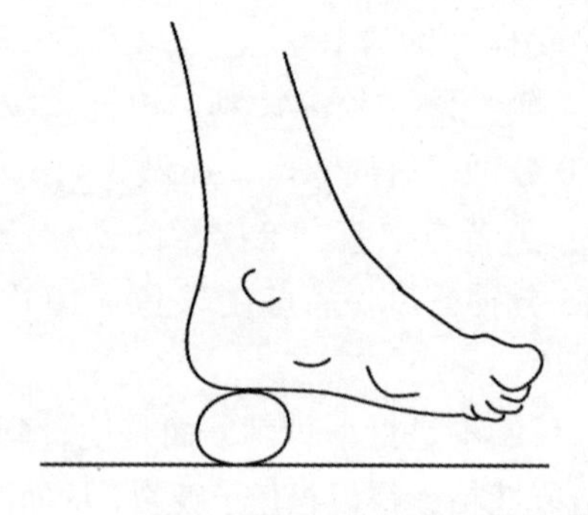

图 108　滚跟法

（3）绿豆压耳穴法。在耳朵上取足穴（以足跟为主），用针灸柄在足穴上探索，寻找痛点，然后以半粒绿豆的粗糙面粘于胶布上，光滑面对准穴位紧贴之，继而加压揉摩之，至患者感到酸麻痛或耳廓有热感为止。患者每日自我按摩 5 ~ 10 次（耳郭发热为宜）。骨质增生的发生与年高肾亏、劳损外伤和感受寒湿有关，因此注意这些致病环节是防治的关键。对于体态肥胖的老年人来说，及时控制体重（减肥），节制饮食很重要。如果体重有增无减，那么骨刺痛的诸症也将在所难免，且日趋加剧。

229. 跖管综合征如何诊治

跖管位于踝关节内侧，是小腿后部和足底深部蜂窝组织间隙的骨与纤维组织所形成的一条通道，该管内胫后神经若受骨性纤维管压迫，产生一系列足部症状，称之为跖管综合征。

（1）确诊该病的依据如下。

1）多有慢性踝关节劳损病史。

2）足底和足跟内侧疼痛和麻木，劳累后加剧，休息后减轻，严重者可出现脚底灼痛。

3）局部压痛，踝关节外翻时疼痛加剧，肌电图检查有助于诊断。

（2）治疗跖管综合征的方法如下。

1）手法理筋。在内踝后方搽以按摩乳后作推揉抹筋手法，有活血通络止痛作用。

2）中药敷服。外敷三色加三黄膏，内服舒筋活血汤，头煎、二煎服，三煎洗。

3）针灸治疗。局部痛点作温针治疗。

4）病情严重者，经上述治疗效果不显著者，可切断分裂韧带，以松解胫后神经所受的压迫。

230. 脚底痛常由哪些疾病引起

临床常见的脚底痛有两种情况：①平足底。②跖筋膜炎。其中多发的是平足底。平足是指足弓扁平，弹性消失引起的足痛。

231. 在诊治平足底中要注意哪些问题

常见的平足有两种：①可屈性平足；②痉挛性平足。可屈性平足是在足处于不负重的状态时，足弓明显可见，但当足处于负重状态时，足弓消失。这是由于韧带松弛的缘故（常伴有副舟骨并存，此时胫后肌腱附于副舟骨上）。该疾常伴家族史，临床表现在负重时足弓消失，跛行，伴有疼痛，一般采用鞋垫矫正（鞋垫呈楔状，内侧缘比外侧缘高 3 ～ 4 厘米），亦可在鞋内放足弓托。至于痉挛性平足，均由于踝部受伤后，延迟日久，血瘀凝结，筋脉粘连所造成。临床表现为足弓消失程度严重，舟骨突出，踝部不能作内旋、内收活动，内旋时小腿外侧和足踝肌筋痉挛。

魏指薪对本病有丰富的临床经验。其治疗方法分三步：第一步为粘连松解期。患足僵硬，先予活血化瘀，松解粘连。内服逐瘀丹，外用活血化瘀洗方：当归尾 12 克，刘寄奴 9 克，赤芍 9 克，苏木 9 克，紫荆皮 12 克，泽兰 12 克，乳香 9 克，没药 9 克，地鳖虫 9 克，路路通 9 克，煎汤外洗，每日早中晚各 1 次，外擦活络药水。第二步为正骨复位期。足踝得以松解后，采用手法及夹板将骱位畸形纠正，时间约为 3 周。第三步为功能锻炼期。骱位畸形得以纠正后，去除夹板，采用两足内翻功能锻炼（此时可继续使用外用洗方和外擦药水）。

232. 常见的足趾痛由哪些疾病引起

足底痛可由多种疾病引起，如图所示。而常见的足趾痛在临床上有蹈外翻、跖趾痛（即 3 ～ 4 趾间神经痛）、跖骨缺血性坏死（多见于第二跖骨头）、痛风性关节炎、类风湿关节炎等。其中以蹈外翻和痛风性关节炎较为常见（见图 109A，图 109B）。

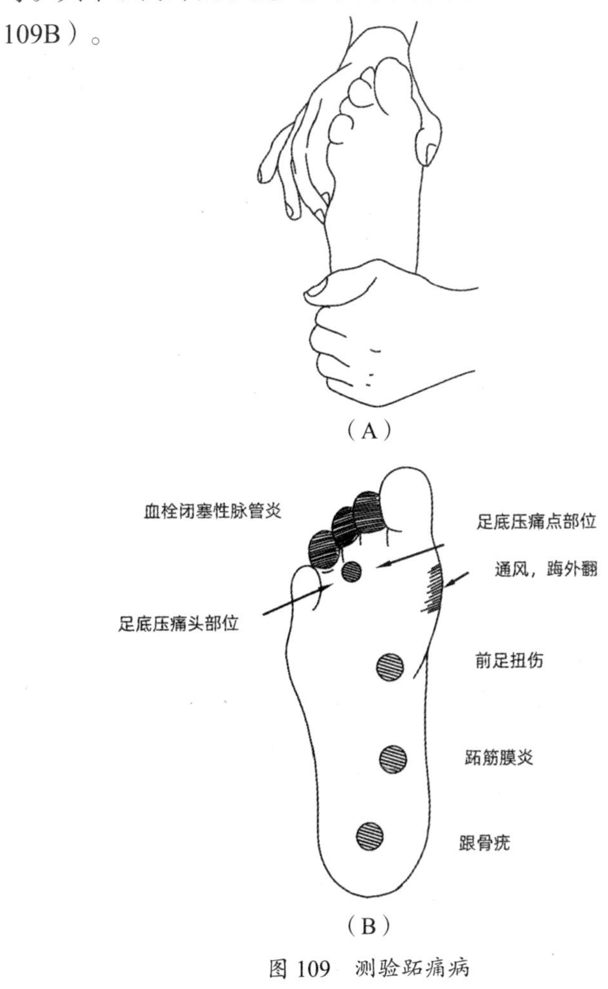

图 109　测验跖痛病

233. 踇外翻是什么样的疾病？如何诊治

踇外翻是一种常见的踇趾外倾，第一跖骨内收的前足畸形。通常是由于经常穿紧小的尖头或高跟鞋，或长期站立工作或步行过多所引起。跖趾关节突出部因受鞋帮的摩擦而产生的踇囊炎，发作时有红肿热痛症状。

（1）确诊该病时要注意以下三点。

1）多数与穿鞋有关。

2）主要症状为行走时踇趾的跖趾处疼痛。

3）踇外翻畸形是第一跖骨内收，第二趾呈锤状趾，局部压痛、肿胀，并发踇囊炎，皮色红肿有灼热感，严重者踇趾驾叠于第二、三趾上或被压于第二趾之下。

（2）治疗踇外翻主要有如下几方面。

1）正骨理筋手法。早期，将踇趾捻搓、内收拔伸，以逐步矫正至正常位置（由患者自己操作）。

2）中药熏洗。外用四肢洗方熏洗患足，并发踇囊炎时用魏氏三圣散或石氏三色三黄膏外敷。

3）在内收拔伸和敷药期间，可配合下法：将棉花垫于 1~2 趾间，外用胶布将踇趾固定于内收位，并换穿合适的平底鞋。

234. 痛风性关节炎是一种什么样的疾病

痛风性关节炎是一种尿酸代谢障碍性疾病。本病在西方较多，与喜食肉类有关。本病患者血尿酸含量增高，尿酸盐沉积在关节，引起关节炎反复发作。

引起血尿酸升高的因素主要有 3 种。

（1）内源性尿酸生产过多。由于患者体内参与嘌呤代谢的一些酶活性异常，使体内嘌呤过量生成，从而产生过多的尿酸。

（2）外源性尿酸摄入过多。由于患者大量进食富有嘌呤的食物。

（3）尿酸排泄减少。由于患者的肾脏排泄尿酸的能力低下引起。其他方面，本病的发作与长途跋涉、过度疲劳、精神紧张、饮酒过多、高蛋白质食物摄入过多等皆有密切关联。

235. 诊断痛风性关节炎要注意哪几点

痛风性关节炎一般临床分为四期：无症状期、急性关节炎期、间隙期和慢性关节炎期。需注意急性发作和慢性期的特点。该病急性发作常在夜间，以蹈跖趾关节发病最多，且单侧发作，发病时局部红肿热痛，血尿酸偏高，慢性期其受累关节发生僵硬和畸形，活动功能严重障碍，伴有痛风结石。若破溃后，流出石灰样物，经久不收口，但继发性感染很少见，因尿酸盐有抑菌作用。痛风的表现可分三期：早期为轻微的软组织肿胀，受累小关节呈圆形的密度增高；中期软组织肿块内有微弱钙化，骨皮质被尿酸盐取代而出现侵蚀样破坏，关节间隙狭窄、关节面缺损；后期软组织内成堆骨片，关节呈穿凿样破坏，间隙狭窄，最后以强直而告终。

236. 如何治疗痛风性关节炎

痛风性关节炎以中药敷服有良好的效果。中医辨证急性期为湿热滞留关节。内服白虎三妙汤：苍术 9 克，生石膏 30 克，知母 9 克，鸭跖草 30 克，赤芍 24 克，防己 9 克，猪苓 12 克，茯苓 12 克，黄柏 9 克，川牛膝 9 克，生甘草 6 克，赤小豆 30 克，水煎服。外敷三圣散或三色三黄膏。慢性期局部高凸畸形，治以温经通络、软坚散结，阳和汤加减：熟地黄 24 克，白芥子 9 克，鹿角霜 15 克（先煎），肉桂 3 克，炮姜 3 克，炙麻黄 3 克，威灵仙15克，炙草乌9克，川牛膝9克，当归9克，车前子30克（包煎），水煎服。若阴虚不足，痰结内热者改用滋阴软坚，增液汤加味：大生地24克，玄参12克，麦冬12克，知母12克，山慈菇9克，生甘草6克，皂角刺9克，威灵仙9克，川牛膝9克，穿山甲9克，泽泻9克，水煎服。

237. 痛风性关节炎饮食宜忌应注意什么

痛风性关节炎饮食保健很重要，其食疗原则如下：①忌食：忌食酒类。②少食：少食含嘌呤高的食物，如脂肪、肝、肾、脑、扁豆等。冬笋、菠菜等因含难溶性草酸钙较多，亦宜少食。③多食：多食面包、面粉、果汁、芋艿、玉米、胡萝卜、芹菜、番茄、山芋等物。多饮一些碱性饮料如苏打水等，以促进尿酸的吸收。肥胖者要控制饮食，适当减轻体重对本病缓解亦有好处。

常用的食疗配方有两则。

（1）草莓饮：草莓100克，白砂糖15克，将草莓洗净，捣烂绕汁，加白砂糖拌和食之。草莓性平，味甘酸，能清热利湿，消肿止痛。

（2）胡萝卜素：胡萝卜125克，黄瓜125克，苹果125克（切片），加适量水煎沸，入蜂蜜50克，煮成羹，适温食之。胡萝卜性微温味甘，含胡萝卜素、胆碱及多种纤维素，有利水消肿、健中补益之功。黄瓜性凉味甘，能除热解毒、利水消肿。苹果性平味甘，能润燥解毒。综合之，本方有润燥生津、利水消肿的功效。

238. 脚底保健按摩有什么功效

人的脚底与全身五脏六腑皆有密切的关系。人们一天紧张繁重的工作后，很疲乏，在晚上上床之前，洗一次温水脚，会感到周身舒服，也是五脏功能得以调整的结果。洗脚后如果能自我做一次脚心按摩（用手心劳宫穴擦脚心涌泉穴，右手擦左脚，左手擦右脚，各做 50 次，每晚 1 次），这对身体有壮肾补力的功效，因脚心乃肾经之源，常常按摩可调和肾气，充沛元气。

239. 髋、膝、踝的保健导引功法有哪些

（1）山海朝真势（详见膝部练功部分）。

（2）行者下坐势。两脚开立，双手抱肘，先脚尖着地，脚跟轻提，随后两腿下蹲，臀触足跟，双手放开成掌，掌心相对，向前伸直平举。然后两腿起立恢复原势。这样下蹲、起立 6 ~ 12 次，下蹲吸气，起立呼气。该势对足痛有理筋正骨的功效，同时对身体下部腰、胯、膝、跟等酸痛无力皆有强盘壮力的作用（见图 110）。

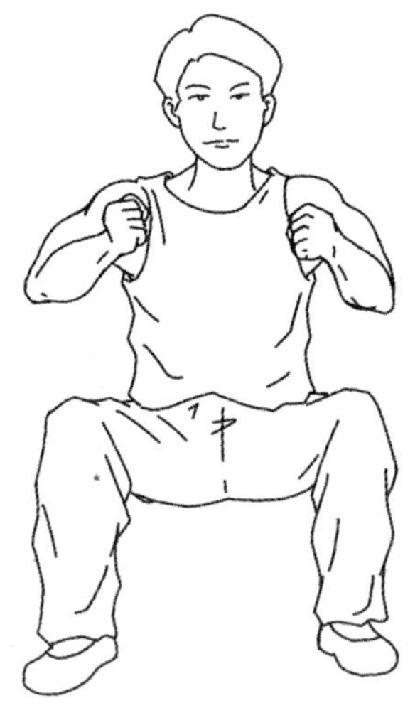

图 110　行者下坐势

（3）青龙腾转势。两脚开立宽于肩，双手自然下垂。双膝微屈，双手推掌前冲，上体向左、后、右、前回旋一圈。接着双膝仍微屈，双手作与上相反方向回旋一圈。向左向右共做 6 次，每呼吸 1 次，双手轮转 1 次。该势能使周身活泼，大小关节血脉皆能畅通无阻（见图 111A，图 111B）。

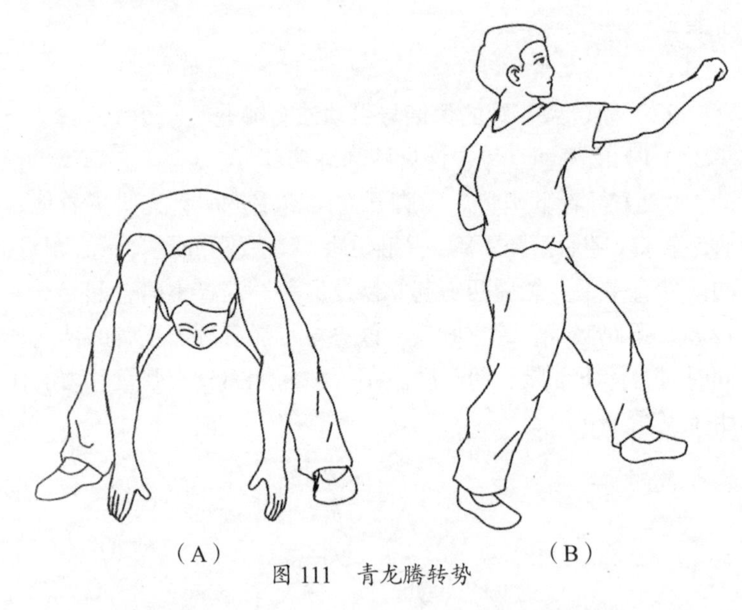

（A）　　（B）

图 111　青龙腾转势

（4）四面摆莲势。两脚并立，双手叉腰，拇指在前，四指在后。先将右腿提起，大腿平，小腿垂直，右脚向前踢出，脚尖伸直，脚面绷紧；继而右脚落地，左脚提起，大腿平，小腿垂直，左脚向前踢出，脚尖伸直，脚面绷紧；左脚落地，右脚右踢，脚跟以触及臀部度；右脚落地，左脚后踢，脚跟以触及臀部为度；左脚落地，右脚抬平，向里横踢；右脚落地，左腿抬平，向里横踢；左脚落地，右腿抬起，向外横踢；右脚落地，左腿抬平，向外横踢。上述动作重复 4 ~ 8 次，在踢起时吸气，落下时呼气。该势能强腿力，治关节，对下肢各关节风湿、劳损、退变皆有治疗保健作用（见图 112A ~图 112D）。

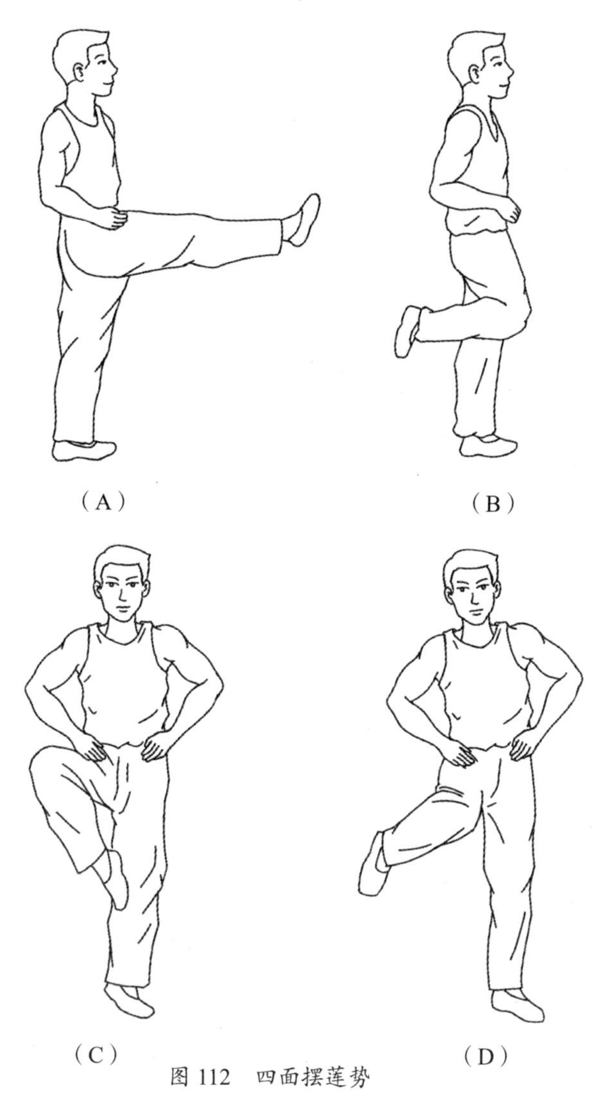

图 112　四面摆莲势

（5）仙踪徘徊势（见图 113A，图 113B）。

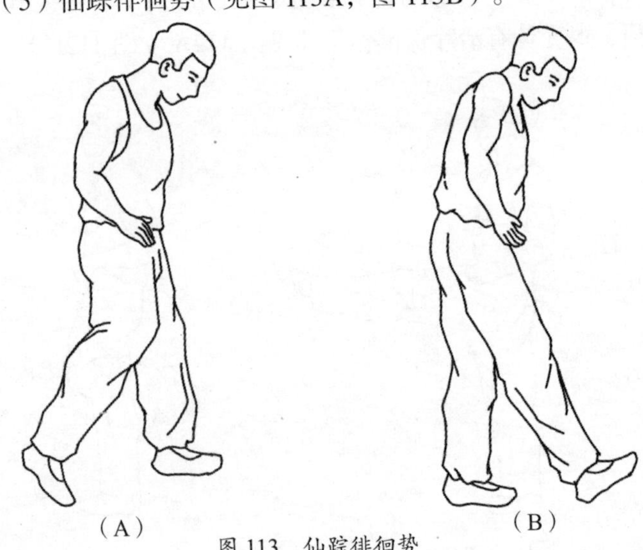

图 113　仙踪徘徊势

两脚并立，双手叉腰。该势要诀是进两步退一步的步态。先将左脚进一步，脚尖先着地（下同），右脚再进一步，重心移向右脚尖，而左脚跟提起；继而右脚进一步，脚跟先着地（下同），重心移向右脚跟；左脚尖先着地，右脚进一步，左脚再一步，重心移向左脚跟，右脚跟提起；左脚进一步，重心移向左脚跟，右脚尖提起。上述共走 12 次，每一呼吸上步或退一步。该势有加强腿力、舒展踝关节的功效，对于小腿及足部酸痛，萎软乏力皆有治疗保健作用。

240. 石氏伤科与魏氏伤科常用的外治药概况如何

（1）石氏伤科常用的外治药如下。

1）敷药：三色敷药。当归、川芎、赤芍、丹参、姜黄、威灵仙、羌活、独活、防风、防己、秦艽、白芷、五加皮、木瓜、牛膝、生甘草、天花粉、连翘、黄金子、紫荆子，共研细末，用饴糖调敷。

2）桂麝丹：麝香、肉桂、公丁香，研末外用（如缺少麝香，加荜茇，名为丁桂散）。

3）伤筋药水：生乌、草乌、羌活、独活、姜黄、山柰、生大黄、白芷、樟脑、苏木、乳香、没药、红花、生天南星、威灵仙，白酒 75%，米醋 25%，浸泡 7 日，擦患处。

4）石氏熏洗方：生川乌、生草乌、生天南星、生半夏、红花、桂枝、细辛、山柰、松节、紫草、桑枝、海桐皮、威灵仙、接骨木，加水煎熏洗患处，忌入口。

（2）魏氏伤科常用的外治药如下。

1）敷药。①三圣散：芙蓉叶、赤小豆、麦硝粉（即洗面筋时所沉淀的粉），研末用饴糖调敷之。②消瘀散：蒲公英、乳香、没药、续随子、地龙、五灵脂、紫荆皮、苏木香、蒲黄炭、参三七、川大黄、刘寄奴、泽兰、丹参、老鹳草、当归，上药研末，用蜂蜜冷开水调敷之。③断骨丹：川断、参三七、白及、自然铜、羌活、香橼皮、荆芥、肉桂、蒲公英、皂角子、茜草、乳香、没药、五加皮、地鳖虫、大黄、落得打、防风，研末，蜂蜜冷开水调敷之。

2）油膏。舒筋活血膏：西红花、乳香、没药、白芷、当归、白附子、山勾屯、紫草、栀子、黄药子、生甘草、刘寄奴、牡丹皮、大梅片、小生地、露蜂房、川大黄、白药子、麻油、黄腊、冰片。

3）四肢洗方：冬桑枝、川桂枝、川牛膝、川红花、川木瓜、川萆薢、落得打、大当归、补骨脂、羌活、独活，加水煎，熏患处。